DE LA SANTÉ DES OUVRIERS,

EMPLOYÉS

DANS LES FABRIQUES DE SOIE, DE COTON ET DE LAINE.

(Extrait en partie d'un Rapport fait à l'Académie des sciences
morales et politiques de l'Institut, sur l'état physique
et moral des Ouvriers);

PAR. M. VILLERMÉ.

CHAPITRE Iᵉʳ,

INDUSTRIE COTONNIÈRE.

§ I. *Travaux auxquels se livrent les ouvriers de cette industrie.*

Ces travaux se divisent, suivant le but qu'on se propose, en trois arts distincts : la *filature*, le *tissage*, et l'*impression des toiles.*

L'art de la filature est peut-être celui qui a fait les progrès modernes les plus étonnans. Ces progrès, dus sur-

tout aux Anglais, comme tous les grands perfectionnemens mécaniques dont s'est enrichie l'industrie cotonnière, consistent dans l'invention de machines admirables
qui, multipliant les produits avec une célérité, une économie et une perfection merveilleuses, ont donné un
essor immense à toutes les industries basées sur le coton,
et, par suite, changé l'aspect de plusieurs pays. Il y a
même telle de ces machines, qui occupe un seul adulte
avec un ou deux enfans, et qui fait le travail de trois
cents fileuses d'autrefois.

Il ne peut entrer dans mon plan de décrire en détail
les diverses opérations auxquels on soumet successivement
le coton pour en faire des étoffes. Cependant, je dois les
indiquer, afin de faire connaître les conditions dans lesquelles travaillent les ouvriers.

Les filatures, celles surtout du département du Haut-
Rhin, sont toutes actuellement, à bien dire, de grandes
usines. Le coton y est d'abord ouvert à la main, épluché et
battu avec des baguettes sur des claies (1); si l'on veut en
faire un fil très fin, ou bien, si l'on en veut fabriquer un
fil plus gros, il est présenté, immédiatement au sortir de
la balle, à des machines qui l'ouvrent, le battent, le nettoient et le rendent ensuite en duvet très léger, flocon-
neux et propre.

Une fois à cet état (2), on le livre à une machine, le
batteur-étaleur, qui en fait une large ouate ou nappe,
encore plus légère, dont tous les brins ou filamens sont
écartés les uns des autres.

(1) En cordelettes, pour qu'elles soient plus élastiques et fassent
mieux détacher les ordures.
(2) Et épluché de nouveau avec la main si on le destine à former un
fil d'une grande ténuité.

Puis d'autres machines, appelées *cardes, machines à carder,* démêlent les filamens de la ouate, leur donnent une direction parallèle, et leur font prendre la forme plate d'un gros ruban ou la forme ronde d'une corde, que l'on double et que des étirages successifs allongent. Ensuite, ce ruban est soumis à l'action des diverses machines à filer, qui, par de nouveaux étirages combinés avec sa torsion, le convertissent en fil.

Enfin, le fil, porté à l'atelier de dévideuses, est mis en écheveaux, pesé, et divisé en paquets sur lesquels on écrit un numéro qui indique sa finesse. (1)

Toutes ces opérations s'exécutent indifféremment par des ouvriers des deux sexes. Néanmoins l'*épluchage* du coton, son *cardage,* et surtout le *dévidage,* l'empaquetage du fil, sont plus particulièrement faits par des femmes aidées d'enfans du même sexe. Chaque métier à filer occupe, deux, trois, ou quelquefois quatre personnes : une grande qui le dirige, et un, deux ou trois enfans. Ces derniers, appelés *rattacheurs,* surveillent les fils, rattachent ceux qui se brisent, nettoient les bobines en se précipitant sur le plancher pendant que la partie mobile du métier (le chariot) s'écarte de la partie fixe, et ramassent le coton de déchet. (2)

---

(1) La manière de numéroter les fils de coton est très simple : tous les écheveaux sont formés d'un fil de même longueur, et l'on ne réunit dans chaque paquet que des écheveaux du même poids. Le poids de l'écheveau détermine ce qu'on nomme le numéro du fil, lequel est d'autant plus élevé que le poids est plus petit ou le fil plus fin. Il en résulte que quand le fil de tous les écheveaux est régulier, on n'a dans un paquet que des fils d'une grosseur égale.

(2) Lorsque plusieurs enfans sont attachés à une seul métier, le plus petit est plus particulièrement chargé de nettoyer les bobines et de ramasser le coton de déchet ; on le nomme *bobineur* ou *balayeur.*

Quelquefois deux métiers sont conduits par un seul fileur dont les

Les salles des filatures sont vastes, bien éclairées, mais tenues assez soigneusement fermées, afin de prévenir les courans d'air qui ne manqueraient pas de soulever des nuages de coton, et, dans les salles du filage proprement dit, de sécher et faire briser les fils. De plus, celles-ci sont entretenues à une température d'autant plus élevée que l'on y fabrique des fils plus fins : elle varie de 15 ou 16 à 25° du thermomètre centigrade. (1)

Cette chaleur de certains ateliers, le duvet, la poussière irritante que l'on respire en grande quantité dans certains autres, d'une part, et, d'autre part, le jeu des machines qui marchent toutes par la puissance unique d'une pompe à feu ou d'un cours d'eau, travaillent pour les ouvriers, remplacent leurs bras et leurs mains avec plus d'adresse, de force et de régularité qu'ils n'en pourraient mettre, et les changent en surveillans d'elles-mêmes, doivent être simplement indiqués ici.

Dans les ateliers de tissage, où l'on convertit les fils en

---

aides sont alors un peu grands, et d'autres fois deux petits métiers, dirigés chacun par un adolescent, n'ont pour eux deux qu'un seul bobineur.

Enfin, comme les fileurs travaillent à la pièce et sont responsables de la qualité du fil qu'ils fabriquent, ils choisissent et paient eux-mêmes leurs aides.

(1) 12° 4 à 20° Réaumur ; 60 à 77 Fahrenheit. Les autres salles des filatures de coton ne sont chauffées qu'à 15 ou 16° (celles du cardage), ou même ne le sont que pour procurer aux ouvriers une chaleur agréable. Dans les filatures de coton de l'Angleterre, la température des salles du filage doit être souvent plus élevée encore que je ne viens de le dire. Car je lis dans l'*Appendix to doctor* BISSET HAWKINS's *Reports on the manufacturing districts*, 78° et 79° (25° 56 et 26° 11); dans la manufacture de M. Paul Chappe, de Manchester : *Spinning-room*, 79°; *throstle-room*, 78° (V. D. 3. *Lancashire District-continued*, p. 264). 86° (30°); dans celle de M. Clarkes de la même ville : *throstle-room* (V. p. 265).

toile, les opérations consistent : à *ourdir*, ou disposer les fils qui doivent former la *chaîne*, c'est-à-dire la longueur de la pièce de toile, à monter cette chaîne sur le métier à tisser, à l'*encoller* ou la *parer*, à faire les cannettes ou à les charger des fils destinés à la *trame*, à les placer dans la navette, et à tisser.

On distingue deux sortes d'ateliers de tissage , ceux à métiers à bras ou à métiers ordinaires, et ceux à métiers dits mécaniques, qu'un moteur commun fait marcher ; car la mécanique tient lieu de l'homme dans le mouvement qui pousse la navette, tout comme elle en tient lieu dans les mouvemens qui battent, nettoient, cardent et filent le coton.

Les premiers ateliers, les plus communs, et de beaucoup, sont *presque toujours* des pièces plus ou moins enfoncées en terre, sombres, humides, très peu ou point aérées. On choisit ces locaux , malgré les inconvéniens qui en résultent pour la santé, afin de conserver aux fils des chaînes la souplesse, la moiteur, l'élasticité, la ténacité qui les empêchent de se rompre, et qu'on cherche à leur donner par l'*encollage* ou *parement*. Leurs ouvriers sont des deux sexes , mais plus souvent des hommes que des femmes. Les enfans qui n'ont pas encore assez de force pour tisser, préparent les fils , et ceux qui tissent sont âgés au moins de quinze ans accomplis.

Dans les ateliers de tissage mécanique, où les métiers travaillent d'eux-mêmes , les conditions sont différentes. On y a de l'espace avec un beau jour, et les ouvriers n'y ont d'autre soin que de rattacher les fils rompus, d'arrêter les métiers et de leur redonner l'impulsion (1). Le tissage mécanique n'exigeant au surplus aucun effort musculaire ,

(1) Un tisseur à la mécanique dirige à-la-fois deux métiers, au lieu d'un seul , et avec chacun de ces métiers il fait presque la besogne de deux métiers à la main.

emploie bien moins d'hommes que de femmes. Celles-ci sont d'ailleurs chargées, avec des enfans, comme dans les tissages à la main, du dévidage, du bobinage et de l'ourdissage, trois opérations qui occupent plus du tiers de tous les travailleurs. Mais l'encollage des chaînes n'est fait que par des hommes, dans des salles où la chaleur est excessive : elle s'y élève communément de 34 à 37° (1), et je l'y ai trouvée parfois plus haute. Du reste, si le nombre des ouvriers employés à ce travail fatigant n'est pas encore considérable, il ne peut manquer de le devenir : car il est avantageux d'encoller à la mécanique les chaînes qui doivent être tissées à la main, et, d'un autre côté, le tissage mécanique prend et prendra de plus en plus de l'extension aux dépens du tissage ordinaire.

Dans les manufactures d'indiennes ou d'impression des toiles de coton :

On grave les planches en bois et les cylindres ou rouleaux métalliques qui servent à imprimer les dessins ou couleurs ;

On dispose les toiles, par le lavage, le blanchîment, le séchage, etc., et l'application de certains *mordans*, à prendre les couleurs dont on veut les revêtir, et à les conserver vives et inaltérables ;

On imprime, on fixe sur une des faces de l'étoffe, les dessins ou figures diversement coloriées qu'elle doit présenter. (2)

Enfin, on donne aux toiles, après leur impression, les

_____

(1) 27 à 30° 6 Réaumur ; 93 à 98° 5 Fahrenheit.

(2) Par le moyen de planches à la main, de la machine à rouleaux métalliques ou bien de la *perrotine*. La machine à rouleaux et la perrotine permettent de fabriquer avec une grande célérité, surtout la première. On en construit qui impriment à-la-fois plusieurs couleurs. On assure qu'avec la perrotine, deux hommes et trois enfans font à eux

derniers apprêts qu'elles reçoivent pour être livrées au commerce.

Trois classes principales d'ouvriers exécutent toutes ces opérations : ce sont les graveurs, les imprimeurs et les manœuvres.

Les deux premières classes gravent et impriment, comme l'indiquent leurs noms, et la dernière fait les autres travaux.

Il n'y a que des hommes parmi les graveurs. Ils confectionnent, pour la plupart, les planches plates en bois qui servent à l'impression à la main, et les autres gravent les rouleaux métalliques. Les graveurs travaillent commodément assis dans des pièces bien chauffées et parfaitement éclairées : ce sont des artistes dans leurs ateliers. Des femmes, appelées *picoteuses,* contribuent aussi à la confection des planches en bois, en les garnissant de *picots* et de filets de laiton.

Les imprimeurs sont des deux sexes et de tout âge ; mais les hommes font seuls les impressions au rouleau ou à la mécanique (1), et ordinairement les impressions à la planche qu'on nomme de *première main*, parce qu'elles

cinq, le travail de vingt-quatre hommes et de vingt-quatre enfans, et qu'il y a des machines à rouleaux avec lesquelles deux ouvriers seulement et deux enfans impriment chaque jour la quantité d'étoffes qui demande près de *deux cents* ouvriers et autant d'enfans pour être imprimées à la main. Enfin, l'application de ces machines à la fabrication des indiennes n'est pas moins importante, peut-être, que l'application des appareils mécaniques modernes à la filature et au tissage. Chacune d'elles paraît avoir d'ailleurs, comme la planche à la main, ses avantages particuliers qui ne permettent point de la substituer toujours aux deux autres. On vient de découvrir, annonce-t-on, un nouveau procédé économique d'impression et même de teinture applicable à toute espèce de tissus ; mais j'ignore quel est ce procédé, dû comme la perrotine à un Français.

(1) Avec les impressions à la *perrotine.*

consistent dans l'application de la première couleur et guident pour l'impression des autres (1). En outre, un enfant de six à douze ans, appelé *tireur* ou *brosseur*, est attaché à chaque imprimeur ou imprimeuse ; sa principale occupation est de soigner le *châssis à la couleur* pour qu'il ne soit jamais dépourvu de celle-ci et que les planches puissent en être chargées à chaque instant.

Les imprimeurs ou imprimeuses, ainsi que ces enfans, travaillent debout, chacun devant son établi, et dans de très vastes salles à plafond extrêmement élevé, bien éclairées et chaudes en toute saison. Ils sont éloignés l'un de l'autre par un espace d'environ six pieds ; chacun a ordinairement sa fenêtre, comme les graveurs. Mais ces fenêtres sont soigneusement maintenues fermées : cependant l'air se renouvelle dans les salles où l'on ne sent d'autre odeur que celle de l'acide acétique. (2)

Les *manœuvres* sont tous les hommes qui n'appartiennent pas aux deux classes précédentes. Ils lavent les pièces d'étoffes, les teignent, les portent à l'étuve, au séchoir, sur le pré, les y étendent, les arrosent, puis les passent au cylindre, les calandrent, les pressent ou font tel autre ouvrage de force. Disséminés dans tout l'établissement, mais plus particulièrement attachés aux ateliers de teinture et de blanchîment, ils travaillent plus ou moins à l'air, souvent dans l'humidité, et quelquefois en partie dans l'eau.

On peut encore citer deux classes d'ouvriers de l'industrie cotonnière, communs aux tissages et aux manufactures d'indiennes.

1° Celle des *couturières* et *nopeuses* ou *énoueuses*, qui est

---

(1) Qu'on nomme *rentrures*. On appelle *rentreurs* ou *rentreuses* les ouvriers chargés de ces dernières.

(2) Cette odeur est souvent assez forte pour provoquer la toux chez les visiteurs, mais jamais chez les ouvriers.

composée principalement de jeunes filles de 12 à 18 ans. Elles examinent chaque pièce d'étoffe, y font les reprises des fils rompus, et en retirent les nœuds qui nuiraient à la bonne apparence de l'étoffe, et à l'application des planches ou dessins.

2° Celle des *apprêteurs*. Avant de livrer à la consommation les toiles de coton, blanches ou peintes, on leur donne les derniers apprêts, qui consistent à les rendre très blanches, à les gommer, les lustrer, les glacer, les moirer, etc., en un mot à leur donner la nuance, la qualité, l'aspect que cherchent les acheteurs. Dans ce but, on leur fait subir plusieurs manipulations dont le détail serait ici superflu (1). Ces dernières opérations se font dans les manufactures elles-mêmes, ou chez les maîtres apprêteurs ; et partout la grande majorité des ouvriers qui les exécutent appartient au sexe féminin.

Ici, on travaille dans des ateliers ordinairement fermés et souvent trop chaud. Dans ceux de l'*apprêt* dit *écossais*, par exemple, j'ai vu les ouvrières soumises à une température habituelle de 35 à 40° (2), c'est-à-dire, à une température qui, par fois, égale celle du corps, et les entretient dans un état continuel de transpiration abondante. Elles y sont toutes jambes et pieds nus, n'ayant sur elles qu'un très léger jupon et une chemise. (3)

On voit encore dans les manufactures de coton, des ouvriers qui construisent ou réparent les machines et métiers. Ces ouvriers dits *des ateliers de construction*, sont des forgerons, des serruriers, des charpentiers, des menuisiers,

---

(1) On les fait passer dans une solution de gomme ou d'amidon, on les calandre, on les enroule sur des cylindres très chauds, on les sèche rapidement, on les repasse, etc.

(2) 28 à 32° Réaumur ; 93 à 104° Fahrenheit,

(3) Deux de ces femmes saisissent, chacune par un chef, une pièce de mousseline mouillée, s'écartent rapidement l'une de l'autre sans que l'étoffe touche le plancher, la tendent, lui impriment deux ou trois se-

des tourneurs sur bois et sur métaux, des ajusteurs, des monteurs de métiers, etc., etc. On ne saurait les considérer comme des ouvriers en coton; aussi n'en dirai-je pas davantage sur eux, et n'essaierai-je pas ici de donner une idée de leurs travaux. Parmi les ouvriers de l'industrie cotonnière, les *éplucheuses*, les *empaqueteuses* du fil, les dévideuses de trames, les *picoteuses*, les couturières, les *nopeuses*, quelques ouvrières employées aux apprêts, les tisserands et les graveurs de planches ou de rouleaux, travaillent assis, et tous les autres debout.

§ II. *Santé des ouvriers employés dans les manufactures de coton.*

J'ai beaucoup entendu parler, dans le cours de mes recherches, de l'insalubrité des manufactures, surtout des manufactures de coton. Examinons les reproches qu'on leur adresse à cet égard.

Et d'abord, assure-t-on : « le soin de tenir closes en tout temps les fenêtres de ces manufactures, s'opposerait au renouvellement de l'air dans leurs ateliers, et produirait par là beaucoup de maladies. »

Citons, sur ce sujet, les paroles même d'un homme dont je puis ne pas partager toutes les opinions, mais dont j'apprécie beaucoup l'amitié. Parmi les faits que, dans une œuvre de conscience, il allègue pour soutenir l'altération de l'air par son non-renouvellement dans les salles des filatures de coton, je lis le suivant : « Ces salles, ayant 200 pieds de longueur sur 40 de largeur et 10 de hauteur, renferment, terme moyen, 20 métiers qui occupent chacun trois personnes. » (1)

---

cousses, et cette pièce est sèche ou à-peu-près, en bien moins de temps qu'il ne m'en a fallu pour écrire cette note.

(1) Voyez *Considérations sur l'influence des filatures et des tissages*

Ainsi, voilà soixante personnes distribuées sur un plancher de 8000 pieds carrés. C'est pour chacune, terme moyen, 133 pieds et 1/3, ou un peu plus de 14 mètres (1); c'est comme si elle travaillait seule dans une chambre longue de 13 pieds 4 pouces, large et haute de 10 pieds, c'est-à-dire dans une chambre dont la capacité serait de 1333 pieds cubes, ou de 45 mètres 69. En outre, cette chambre est toujours bien chauffée en hiver par des tuyaux où circule de la vapeur; elle n'est pas moins bien éclairée en toute saison, et malgré *le soin d'en tenir les fenêtres exactement fermées*, la différence de température entre l'intérieur et l'extérieur, le mouvement continuel et très rapide des métiers, et les ouvertures par où passent les arbres en fer et les courroies de transmission des mouvemens, faisant office de ventilateurs, y renouvellent l'air sans cesse, quoique lentement. (2)

Que l'on compare cette chambre à celles si petites, souvent si humides, si glaciales en hiver, où tant de familles travaillent et s'entassent avec leurs lits, leurs meubles, leurs provisions, et l'on verra de quel côté est l'insalubrité. Il ne faut pas croire cependant que toutes les salles des filatures de coton aient 10 pieds de hauteur; il y en a de plus basses (3), mais aussi il y en a de plus hautes,

---

sur la santé des ouvriers, par le docteur Jean Gerspach, de Thann. Thèse soutenue devant la Faculté de médecine de Paris, en 1827. Voir la page 7.

(1) 14 mètres 07.

(2) Ajoutez encore les portes que l'on ouvre à chaque instant, et souvent même des ventilateurs établis aux fenêtres. Enfin, comme fréquemment l'air qui arrive dans les ateliers par les diverses ouvertures, est déjà tout chaud, on ne s'aperçoit pas autant de son renouvellement que s'il y arrivait à la température extérieure.

(3) Surtout ailleurs que dans le département du Haut-Rhin.

et, dans la moitié au moins, chaque métier à filer n'occupe que deux personnes au lieu de trois.

J'ai mesuré beaucoup d'ateliers des manufactures de coton, pour connaître le volume d'air qui, terme moyen, est dévolu à un ouvrier, et, abstraction faite de la masse des métiers ou machines, qui est très peu de chose, j'ai trouvé pour chaque personne :

Dans les filatures, du moins dans les salles du filage et du cardage, dont l'influence sur la santé des ouvriers est surtout regardée comme pernicieuse, depuis 20 mètres cubes jusqu'à 60, même 68 ;

Dans les salles du filage, qui sont les plus grandes, proportion gardée, rarement moins de 35, et ordinairement de 40 à 47. (1)

Dans les ateliers de tissage à la mécanique, de 17 à 28 mètres cubes. (2)

Et dans les ateliers d'impression d'indiennes, de 16 à 30, quelquefois bien davantage. (3)

---

(1) Un grand métier à filer de 400 à 420 broches, long de 14 mètres 942 à 15 mètres 591 (40 à 48 pieds), et employant quatre personnes, le maître fileur avec trois aides ou rattacheurs, se place dans un atelier large de 17 mètres 540 (54 pieds) et haut de 3 mètres 572 à 3 mètres 896 (11 à 12 pieds), où il occupe un espace de 3 mètres 248 (10 pieds) de largeur. Par conséquent, chaque ouvrier de ce métier dispose de 51 mètres cubes d'air à 55 mètres 1/2.

J'ai trouvé dans des salles de petites manufactures, où les métiers à filer et à carder étaient réunis, depuis 27 mètres cubes jusqu'à 36 par ouvrier.

(2) Deux métiers mécaniques à tisser conduits par une seule personne et placés l'un en face de l'autre, occupent un espace de 2 mètres (6 pieds 1 pouce 10 lignes 1/2) sur un sens, et de 2 mètres 274 (7 pieds) sur l'autre, sans les passages, et les plafonds de ces ateliers sont souvent très hauts. On conçoit que quand les deux métiers se trouvent à côté l'un de l'autre ils occupent toujours la même superficie.

(3) Chaque table d'impression, sur laquelle travaillent deux personnes, l'imprimeur et son petit tireur, a communément 650 millimètres

Ces résultats de mes mesures donnent des quantités d'air suffisantes à la respiration pendant quinze ou seize heures par jour. On ne peut avoir aucun doute à cet égard, quand on sait que le *minimum* d'espace exigé dans nos hôpitaux militaires par leur règlement, n'est pas de plus de 20 mètres cubes pour chaque malade fiévreux ou blessé, et de 18 pour les autres. Et ce n'est pas pendant quinze ou seize heures par jour, ou douze au plus, comme dans les manufactures d'indiennes, que les malades restent dans leurs salles, mais bien pendant les vingt-quatre heures. On pourrait soutenir, il est vrai, que 20 mètres cubes ne suffisent pas pour des malades.

Les tisserands à la main ou à bras qui travaillent chez eux, n'ont pas autant d'air à respirer. En effet, si à l'espace d'environ 8 mètres cubes, occupés par un de leurs métiers, nous ajoutons 5 à 6 mètres, 7 ou 8 au plus, que donnent les passages et les intervalles libres, nous aurons, pour chacun d'eux, de 13 à 16 mètres cubes, pas davantage ; espace qui n'est certes pas, à beaucoup près, le plus petit qui soit accordé à une foule de travailleurs. Mais cet espace s'augmente pour les tisserands à la Jacquart, dont les métiers occupent un peu plus de largeur, et sont surtout d'autant plus élevés, qu'on exécute avec eux des dessins plus compliqués.

Il y a, dans l'industrie cotonnière, une classe d'ouvriers *souvent* plus mal partagée pour la masse de l'air que ne le sont les tisserands dans leurs espèces de caves, ou réduits étroits et humides : cette classe, heureusement peu nombreuse, est celle des batteurs à la baguette ; on la voit aujourd'hui dans les seules filatures où l'on fabrique les fils

_____

de largeur (2 pieds), sur 2 mètres 274 (7 pieds) de longueur. Mais ici, les passages sont fort larges et les plafonds considérablement élevés.

les plus fins. Ces batteurs, au reste, respirent, comme ceux à la mécanique, un air rendu impur par des poussières et des duvets. Nous reviendrons bientôt sur cet inconvénient ; mais avant, il me semble assez convenable de réfuter quelques accusations que je ne crois pas du tout fondées.

Au nombre de ces accusations, je range les pernicieux effets attribués : 1° à l'huile qui sert à graisser les rouages des machines et qui, en tombant goutte à goutte sur les planchers, sur les pièces de bois des métiers, les imbibe à la longue ; 2° à la colle dont se servent les tisserands pour donner de la souplesse à leurs fils et les mieux tisser ; 3° à certains procédés de teinture, ou à quelques mordans employés pour l'impression, et qui répandent des odeurs désagréables, surtout lorsqu'on les sent pour la première fois. On affirme que ces odeurs et les substances d'où elles émanent ont une influence nuisible sur les hommes qui les respirent ; mais voyez ceux-ci, interrogez-les ; interrogez les médecins et toutes les personnes qui les observent, et vous serez bientôt convaincus qu'ils n'en sont jamais incommodés. C'est même à peine si, pour la plupart, ils s'aperçoivent des odeurs qui nous frappent tant ; ils remarqueraient bien plutôt leur absence, si, par impossible, elles cessaient tout-à-coup.

On prétend que les exhalaisons des individus employés dans les ateliers sont tout aussi nuisibles. On oublie qu'elles ne le sont pas seulement en raison du nombre des personnes réunies dans le même lieu, mais encore en raison de l'espace occupé par elles, de la durée de temps qu'elles y séjournent, du non-renouvellement de l'air, et que, sous ces différens rapports, la plupart des ouvriers des manufactures de coton travaillent dans de bien meilleures conditions que ne le peuvent faire chez eux les autres ouvriers.

Je n'insisterai pas davantage pour prouver que les ateliers ne sont point des foyers de ces prétendues causes d'insalubrité. On s'est singulièrement mépris en leur attribuant des maladies que produisent principalement le travail forcé, le manque de repos, le défaut de soin, l'insuffisance de la nourriture et sa mauvaise qualité, le séjour dans des espèces de caves, les habitudes d'imprévoyance, d'ivrognerie, de débauches, ou même les salaires au-dessous des vrais besoins.

Un reproche plus fondé est celui de l'insalubrité des ateliers où se bat le coton brut. Cette opération, qu'elle se fasse à la main ou avec des machines, produit un nuage épais de poussières irritantes et de duvet cotonneux, qui se déposent sur les ouvriers, les salissent, s'attachent surtout à leurs vêtemens de laine, à leurs cheveux, à leurs sourcils, à leurs paupières, à l'entrée du conduit de l'oreille, à l'ouverture des narines, à la barbe, partout où des poils peuvent les retenir, et leur donnent, pendant le travail, un aspect fort extraordinaire. Il s'en introduit en outre dans le nez, la bouche, le gosier, et, à ce qu'il paraît, jusque dans les voies profondes de la respiration.

Ce duvet, ces poussières que les batteurs soulèvent et respirent abondamment, ne peuvent avoir qu'une très fâcheuse influence sur leur santé. C'est un point sur lequel on s'accorde dans tous les lieux où il y a des filatures de coton. Non-seulement les simples ouvriers m'en ont parlé, mais encore les contre-maîtres, quelquefois même les fabricans et surtout les médecins. Cette insalubrité est si généralement admise, que dans beaucoup de filatures, surtout dans celles d'Alsace où le battage se fait à la mécanique et emploie par conséquent très peu de bras, les ouvriers des ateliers du cardage en sont successivement chargés, et à tour de rôle, comme les soldats sont appelés à monter la garde.

Que ce soit la poussière contenue dans le coton brut, mais étrangère à son duvet, ou bien le duvet lui-même qui ruine la santé des ouvriers employés au battage, toujours est-il que leur dépérissement est certain, constaté, et qu'ils se plaignent de sécheresse dans la bouche, dans le gosier, et sont pris au bout de peu de temps, quelquefois de peu de jours, d'une toux qui devient de plus en plus fréquente. J'ai rencontré néanmoins, dans les ateliers du battage, quelques hommes bien portans qui me disaient y travailler sans interruption depuis plusieurs années. Il est à remarquer d'ailleurs qu'ils recevaient une haute paie, soit directement du fabricant, soit au moyen d'une petite contribution que payaient sur leurs salaires les nombreux camarades employés au cardage, et qu'ils exemp-taient, à cette condition, de passer à tour de rôle, dans l'atelier du battage.

La toux est le premier symptôme d'une maladie lente et formidable de poitrine, que soulage toujours la simple in-terruption de ce genre de travail, et qu'on guérit dans les commencemens si l'on abandonne tout-à-fait le battage pour n'y plus revenir. On m'a montré des ouvriers qui avaient ainsi suspendu et repris cette maladie. Elle prend, en se développant, les apparences de la phthisie pulmonaire, et les médecins des pays où existent les filatures de coton, la nomment *phthisie cotonneuse*, et plusieurs *pneumonie co-tonneuse* (1). Ces noms sont *significatifs*. Les victimes vont souvent mourir dans les hôpitaux ; mais, à mon grand re-

---

(1) Plusieurs de ces médecins m'ont affirmé que les désordres observés sur les poumons des personnes mortes de cette maladie, ne sont pas toujours, à beaucoup près, ceux de la phthisie ; mais tous pensent que, chez les individus prédisposés à la phthisie, le battage du coton en dé-termine le développement, et en accélère la terminaison fatale.

gret, je n'ai pu nulle part en connaître la proportion. Ce sont surtout des femmes et des enfans ou des jeunes gens, parce que le battage à la mécanique n'exigeant point d'efforts musculaires, on n'en charge presque jamais des hommes faits. Il n'y a d'exception que pour les batteurs à la main ou à la baguette, dont le travail est très fatigant. (1)

On ne connaissait autrefois que cette dernière manière de battre le coton. Mais aujourd'hui, dans toutes les filatures où l'on ne fabrique pas des fils très fins (et c'est le très grand nombre), on y a substitué le battage mécanique, à l'aide de machines qui ouvrent le coton au sortir de la balle, le battent et l'épluchent ou le nettoient.

(1) Des médecins m'ont dit avoir observé, qu'à nombre égal d'individus de chaque sexe, employés au battage du coton, c'est toujours parmi les femmes qu'il y a le plus de victimes ; de sorte que, par une loi de notre organisation, elles résisteraient moins que les hommes à l'influence fâcheuse des poussières. La statistique médicale a très bien prouvé d'ailleurs que la phthisie pulmonaire est beaucoup plus fréquente chez elles que chez les hommes. Mais, d'un autre côté, j'ai entendu des fabricans affirmer, qu'un des motifs de choisir des femmes dans plusieurs manufactures pour faire le battage, c'est qu'elles résistent mieux que les derniers aux poussières de coton.

Que l'on ne se persuade pas que, comme je l'ai entendu soutenir, les nouveaux ouvriers non encore habitués au labeur dont nous cherchons à connaître l'influence sur la santé, en souffrent plus que les anciens. J'ai voulu savoir, autant qu'il m'a été possible, à quoi m'en tenir à cet égard, et la conclusion générale de mes propres observations et des réponses qui m'ont été faites par les médecins, par les fabricans et par les ouvriers eux-mêmes, c'est que les occupations insalubres dès le principe, se montrent telles toujours, et que celles qui ne sont pas nuisibles après un certain temps, ne le paraissent pas davantage d'abord. Je dis que c'est là une conclusion générale. J'ai cru devoir m'expliquer ici sur ce point, parce que l'on a fait à feu Parent-Duchâtelet, observateur éminemment consciencieux et intelligent, le reproche de n'avoir jamais distingué, dans ses beaux mémoires d'hygiène publique, l'ouvrier exerçant depuis long-temps sa profession d'avec celui qui la commence.

L'invention de ces machines et leur application aux industries de la laine et du coton, surtout à la dernière, ont été un grand bienfait pour les ouvriers et une grande économie pour la fabrication ; car elles ont permis, dans la plupart des filatures, de supprimer les éplucheuses à la main, qui étaient en grand nombre, et de diminuer, dans une proportion considérable, le nombre des travailleurs employés au battage. Pour apprécier ce bienfait, il faut avoir vu, dans les établissemens où l'on bat encore le coton à la baguette, sur des claies en cordes, la fatigue des malheureux chargés de cette opération. Il est beaucoup à regretter cependant que jusqu'ici on n'ait pu construire une machine propre à ouvrir et à nettoyer toute espèce de coton, et qu'il faille toujours, pour le filage en fin, faire battre et éplucher par la main des ouvriers. (1)

Une insalubrité de même nature que celle du battage menace, mais à un bien moindre degré, les ouvriers chargés des premières opérations du cardage. Elle n'existe plus, au reste, dans les opérations subséquentes.

Il semble aisé, tout d'abord, de soustraire à cette dangereuse influence toutes les personnes qui s'y trouvent exposées, au moyen d'un masque en gaze sur lequel le duvet et les poussières suspendues dans l'air, se déposeraient à chaque inspiration ; mais ce dépôt rendrait un pareil masque de plus en plus imperméable à l'air, obligerait l'ouvrier de faire des efforts considérables pour respirer, et bientôt

(1) Aussi, la Société industrielle de Mulhouse, sentant toute l'importance dont serait pour l'industrie cotonnière une bonne machine propre à ouvrir et éplucher toute espèce de coton en laine, sans le détériorer, c'est-à-dire sans briser une partie des filamens, a-t-elle promis, depuis quelques années, une médaille d'or pour l'invention d'une semblable machine, qui remplacerait, sous tous les rapports, le battage et l'épluchage à la main, employé jusqu'ici pour la filature en fin.

celui-ci s'en débarrasserait sans qu'il fût possible ensuite de le lui faire reprendre.

On vient heureusement de modifier les machines à battre et nettoyer le coton, de telle manière qu'elles fonctionnent sans qu'il en résulte, autour d'elles, à beaucoup près, une aussi grande quantité de duvet et de poussières. J'ai vu à Zurich, en septembre 1836, dans la filature de M. Escher, un atelier de batteurs-ventilateurs ainsi modifiés. A mon grand étonnement, la figure et les vêtemens des ouvriers y étaient peu salis, et toutes les fenêtres d'un côté de la salle entièrement ouvertes. Jusque-là, j'avais toujours vu, dans les ateliers de battage, toutes les fenêtres exactement fermées. Par conséquent, l'opération la plus insalubre de l'industrie cotonnière se trouve fort assainie. Ce résultat doit bientôt rendre universel l'emploi de la machine au moyen de laquelle on l'obtient. Aussi, a-t-elle été déjà adoptée par des filateurs de l'Alsace; mais il est à regretter qu'on n'en fasse pas encore usage dans le reste de la France : du moins, pendant l'été de 1837, on ne s'en servait ni dans nos départemens du Nord et de la Seine-Inférieure, ni même dans la Belgique.

Une autre cause d'insalubrité dans l'industrie cotonnière, mais qui agit à un moindre degré que la précédente, est la température élevée qu'il est nécessaire d'entretenir dans plusieurs ateliers.

On se contente, pour le cardage, d'une température de 15 à 16 degrés du thermomètre centigrade. (1)

Le filage exige une chaleur d'autant plus forte qu'on fabrique des fils plus fins : sans cela ils se briseraient à chaque instant. Il faut de 15 à 16 degrés pour les gros

(1) 12° à 12°,8 de Réaumur, ou 59° à 61° de Fahrenheit.

fils (1), de 18 à 20 pour ceux de grosseur moyenne (2), et jusqu'à 24 et même 25 degrés pour les fils les plus fins(3). Ces températures ne favorisent pas moins la bonne et facile fabrication que l'absence de tout courant d'air. (4)

Les ateliers d'impression d'indiennes, et ceux où l'on fait sécher les toiles, ne sont pas ordinairement moins chauffés.

Enfin, la chaleur est communément de 34 à 37 degrés dans les ateliers du parage à la mécanique (5), et de 34 à 40 dans ceux où l'on donne certains apprêts (6). Il faut s'être arrêté dans les salles où règnent ces températures excessives pour savoir ce qu'on y éprouve : les ouvriers, bras, jambes et pieds nus, et à peine vêtus du reste, y sont continuellement dans un état d'abondante transpiration.

On prévoit déjà que des accidens doivent en résulter, surtout en hiver. J'ai dit ailleurs que les femmes employées à l'apprêt *écossais*, le plus chaud de tous, m'ont paru plus pâles que les autres. Cependant si nous en croyons le propriétaire d'un établissement où j'ai vu jusqu'à cinquante de ces femmes réunies dans un même atelier, le seul inconvénient qu'elles en ressentent serait une sorte d'érysipèle qui se développe au pli de la cuisse, surtout chez les plus grasses, et les force assez souvent

---

(1) 12° à 12°,8, R., ou 59° à 61° F.
(2) 14°,4 à 16° R., ou 64° à 68° F.
(3) 19° et 20° R., ou 75° à 77° F.
(4) J'ai été frappé, dans quelques filatures du nord de la France, où l'on me disait fabriquer des fils très fins, de la faible température des ateliers du filage. Mais si les renseignemens qui m'ont été donnés sont exacts, on n'y fabriquait que des fils communs, et ceux des numéros élevés que les propriétaires livraient au commerce comme produits par eux, n'étaient que des fils étrangers introduits en contrebande.
(5) 27° à 30° R., ou 93° à 98° F.
(6) 27° à 32° R., ou 93° à 104° F.

d'interrompre leur travail. Mais, selon deux autres directeurs d'établissemens semblables, beaucoup d'ouvrières
sont obligées de l'abandonner pour toujours; et si presque
toutes sont âgées de seize à vingt-cinq ou trente ans au
plus, c'est en partie parce que les jeunes le supportent
mieux. D'un autre côté, les médecins de Mulhouse,
Thann, Tarare, Saint-Quentin, Rouen, etc., s'accor-
dent à soutenir que les femmes dont il s'agit et tous les
ouvriers des ateliers extrêmement chauffés, sont plus souvent que les autres atteints de rhumes et d'inflammations
graves de poitrine, par suite des refroidissemens subits
auxquels ils s'exposent.

La chaleur dont je viens de citer des exemples est excessive; celle de beaucoup d'étuves où l'on fait sécher des
étoffes est bien plus forte encore. Ainsi, j'ai pénétré dans
des séchoirs où le thermomètre marquait plus de 50 degrés de l'échelle centigrade (1). Mais, dans ces dernières
salles il n'y a jamais que très peu d'ouvriers à-la-fois, et
ils n'y restent que juste le temps nécessaire pour étendre
les pièces de toile ou pour les retirer.

Une chaleur de plus de 50 degrés peut surprendre. On
lit pourtant dans la *Philosophie des manufactures* de
M. Ure, qu'il y a pour les pièces de toile de coton, dans
la Grande-Bretagne, des étuves chauffées habituellement
à 60 ou 65 degrés (2), c'est-à-dire à 20 degrés et au-delà
au-dessus de la température de notre corps; et que les ouvriers alternativement soumis chaque jour, et dans toutes

(1) 40° R., 122° F.

(2) 140° et 150° F., ou 48° et 52° 1/2 R. Voir la traduction française, tome second, pages 176 et 181.

On ne chauffe d'ordinaire autant les séchoirs dans les manufactures
de coton, que pour mieux fixer certaines couleurs et les rendre plus
vives.

les saisons, à une chaleur si étouffante et au plein air, trouvent dans ces étuves un remède aux rhumes qui les attaquent (1), se portent tout aussi bien que les autres, et sont reçus dans les sociétés de secours mutuels aux mêmes conditions, preuve qu'on ne regarde pas leur travail comme plus malsain. (2)

C'est ici le lieu de dire que partout où une grande chaleur n'est pas utile, j'ai vu pendant l'hiver chauffer les ateliers à une température plus douce, plus agréable que celle que les travailleurs pourraient se procurer chez eux. Quelle que soit l'espèce de manufactures, quand celle-ci est un peu considérable, on en chauffe ordinairement les salles par un calorifère, ou par des tuyaux de fonte dans lesquels circule de la vapeur (3). Mais dans les tissages à

---

(1) *Ibid.*, page 177.

(2) De tous les rapports des médecins anglais, chargés, depuis 1832, de faire une enquête par la *commission des manufactures*, je n'ai pu consulter que celui du docteur Bisset-Hawking. On y voit que, sur vingt-deux habitans de Manchester, Derby, Preston, Salford, la plupart médecins ou chirurgiens, dont il a recueilli les réponses relativement à l'influence de la température élevée de quelques ateliers des manufactures sur la santé des enfans,

Les uns n'en admettaient aucune quand les ouvriers ont suffisamment d'espace et un air renouvelé;

D'autres croyaient qu'elle se borne à produire la pâleur ou bien à hâter l'époque de la puberté chez les femmes;

Ceux-ci, qu'elle affaiblit véritablement la constitution;

Ceux-là, que des accidens, des maladies (telles que des affections catarrhales, des bronchites chroniques, des inflammations, surtout des inflammations pulmonaires, des rhumatismes, des engorgemens de glandes, etc.), dont plusieurs se terminent souvent d'une manière funeste, en sont aussi les effets;

Enfin, quelques-uns, manquant d'observations sur le sujet, n'avaient point d'opinion.

(3) J'ai vu à Zurich, dans les ateliers de M. Escher, deux chauffages à l'eau bouillante, qui paraissaient très bien réussir. L'eau était chauf-

la main, lorsqu'ils sont chauffés, c'est toujours au moyen
d'un poêle ordinaire.

Il existe, dans certains établissemens d'apprêts des étoffes
de coton, un atelier dans lequel on promène, au-dessous
des pièces tendues sur des cadres et dans le sens de leur
longueur, de petits chariots chargés de brasiers ou bassins
remplis de charbon de bois allumé. La forte chaleur de
ces brasiers sèche immédiatement les toiles; mais le déga-
gement de beaucoup d'acide carbonique doit souvent produire des accidens. Je dis *doit souvent*, parce que je n'ai
pas de faits qui justifient cette présomption. Dans tous les
cas, le nombre des ouvrières exposées directement à l'influence dangereuse de quelques apprêts, ne saurait jamais
être bien grand.

Deux sortes d'ouvriers des manufactures de coton méritent encore une mention particulière : ce sont, dans les
filatures, les *débourreurs,* c'est-à-dire ceux qui enlèvent
les planches des tambours à carder et les replacent après
en avoir nettoyé la carde intérieure, et les *aiguiseurs de
cardes,* ou ceux qui, de temps en temps, en aiguisent les
pointes. Les uns et les autres, les derniers surtout, passent pour faire un métier très nuisible à la santé; partout l'opinion est unanime à cet égard. Je n'ai observé
cependant aucun des faits sur lesquels elle se fonde; mais
il est impossible de ne pas reconnaître tout d'abord combien doit être fatigant le travail des débourreurs, quand
on les voit tenir en l'air, à bras tendu, les planches des
tambours à carder, et de l'autre main en nettoyer la
carde. Il paraît, au reste, que les dangers auxquels ils

---

fée à l'étage supérieur et lancée, au sortir de la chaudière, dans de
petits tuyaux de fonte dans lesquels elle circulait, et d'où elle était ra-
menée à la chaudière étant encore très chaude.

sont exposés proviennent des poussières qu'ils respirent.

Par la nature de ces poussières, les débourreurs rentrent dans la classe des batteurs de coton; et par les parcelles métalliques qu'ils projettent dans l'air, les aiguiseurs de cardes rentrent dans celle des polisseurs d'acier. D'un autre côté, mes observations sur les batteurs, et celles que l'on a faites à Sheffield, en Angleterre, sur les ouvriers employés au polissage de l'acier, et tout récemment à Genève sur les faiseurs d'aiguilles de montres (1), rendent d'autant plus vraisemblable l'insalubrité dont il s'agit, que les maladies des uns et des autres sont, assure-t-on, les mêmes, c'est-à-dire des maladies de poitrine, principalement la phthisie, ou des maladies qui en prennent les apparences.

Il est donc bien à desirer que l'on remplace le débourrage et l'*aiguisage* à la main par un aiguisage et un débourrage mécaniques, ou bien, que l'on introduise dans la construction des cardes de filatures de coton une amélioration qui permette de supprimer ces deux opérations. (2)

Ajoutons que partout le nombre des ouvriers qui en sont chargés est très petit, et que ce soin regarde ordi-

---

(1) Voir principalement: *De l'Influence des professions sur la phthisie pulmonaire*, par le docteur H.-C. LOMBARD, de Genève; mémoire inséré dans les *Annales d'hygiène publique*, tome xie. Voir les pages 58 et 5g du Mémoire.

(2) Aussi, la Société industrielle de Mulhouse, dont les travaux sont constamment dirigés dans un but utile, a-t-elle promis de récompenser d'une médaille celui à qui l'on devra cette amélioration pour le débourrage, ou toute autre, au moyen de laquelle il sera possible, par un mécanisme simple, de remplacer cette *opération onéreuse pour le fabricant et surtout pernicieuse à l'ouvrier débourreur*, dit le programme des prix proposés par la société.

nairement les contre-maîtres des ateliers de cardage, ex-cepté dans les grandes manufactures.

Pour résumer, je n'ai vu, dans l'industrie cotonnière, que le seul battage qui, par les poussières et le duvet qu'il soulève, soit dangereux pour *beaucoup de travail-leurs.* Après cette cause de maladies, viennent les tempé-ratures excessives qui exposent à des refroidissemens su-bits, et enfin quelques travaux faits par un très petit nombre d'ouvriers.

Mais un inconvénient commun à toutes les industries sédentaires, dont une partie des ouvriers se recrute parmi les agriculteurs, est l'ennui, résultant pour ces ouvriers, d'un travail borné à quelques mouvemens qui se répètent avec une accablante uniformité dans l'enceinte étroite d'une même salle. On m'a montré des malheureux dont l'état de langueur n'était attribué à aucune autre cause. Ils me rappelaient les nombreux conscrits que j'avais vus succomber autrefois à la nostalgie, loin des lieux où ils avaient été élevés. Évidemment, si l'horizon extrême-ment resserré d'un atelier ne convient pas à tout le monde, il convient bien moins encore à ceux qui, jusqu'à un cer-tain âge, ont toujours vécu au grand air, ayant devant eux, avec un espace immense, le spectacle sans cesse va-rié de la campagne.

CHAPITRE II.

INDUSTRIE LAINIÈRE.

§ I. *Travaux des ouvriers de cette industrie.*

Les diverses préparations auxquelles on soumet la laine sont très nombreuses, et ont pour but de la teindre, de la filer, de la tisser, et de donner l'apprêt aux étoffes. Elles ont lieu quelquefois dans une seule usine, mais rarement.

On n'en exécute qu'une partie chez la plupart des fabricans, et pour toutes les autres ils s'adressent à des entre-
preneurs auxquels ils remettent successivement les laines :
de cette manière ils n'ont pas besoin d'un aussi grand ma-
tériel ni d'aussi grands capitaux.

Il est inutile de décrire en détail les opérations que
l'on fait subir à la laine : les indiquer suffit à notre objet.
Cependant il en est plusieurs qui méritent notre attention
parce quelles placent les ouvriers dans des conditions
particulières qu'il nous importe de connaître.

La première de toutes est le *triage*. Elle se fait sur des
claies en bois, et consiste à dérouler chaque toison, puis
à en extraire les plus grosses ordures, les mèches feutrées
qu'elle peut contenir, en la déchirant avec les mains, et
en séparant les diverses qualités de la laine (1). Les ouvriers sont debout, et leur personne, d'une saleté repous-
sante, surtout les mains, répand autour d'eux l'odeur des
laines *surges* ou conservées en suint, c'est-à-dire, sans
avoir été lavées ni dégraissées.

Ensuite, la laine est lavée à froid, et souvent aussi à
chaud, pour commencer à la dégraisser. La petite quantité de celle qu'on enlève des peaux mortes, n'est point
triée : on la chaule sur les peaux, on l'arrache quelque
temps après, et on la lave dans l'eau courante. (2)

---

(1) La laine d'une toison se divise, suivant les genres d'étoffes que
l'on veut en faire, en deux, trois ou quatre qualités, mais ordinairement en quatre, appelées dans le commerce *laines mères* ou *laines pri-
mes*, *laines secondes*, *laines tierces*, et *rebuts*. Le dos de la bête fournit
toujours la première qualité, et le ventre, le dedans des cuisses et l'extrémité des membres la dernière.

(2) Les laines chaulées sont rudes, cassantes, ont peu de nerf et
prennent mal la teinture. On les appelle *laines mortes* dans le commerce,
par opposition avec les autres qu'on nomme *laines de toison*.

Au sortir du lavage, la laine est séchée, puis, *le plus souvent*, elle est teinte, après avoir été *dessuintée* ou *dégraissée* avec de l'urine en putréfaction ou bien avec un alcali dissous dans l'eau chaude (1). J'ai dit *le plus souvent*, car rien ne varie plus que le moment où l'on applique la teinture : de là vient la distinction des étoffes *teintes en laine, en fil* et *en pièce.*

Les teinturiers et les laveurs de laine travaillent donc dans l'humidité : beaucoup ont même, pendant l'été, les jambes et les cuisses dans l'eau.

De chez le teinturier, la laine passe au *battage* (2), qui se fait, comme pour le coton, soit à la main avec des baguettes sur des claies en cordes, soit au moyen d'une machine à ouvrir (3), et d'un batteur-ventilateur.

Les ouvriers du battage à la main l'exécutent ordinairement chez eux. C'est une occupation d'hommes ; elle exige des efforts musculaires considérables, et elle s'accompagne parfois de poussières qui occasionnent aux ouvriers

---

(1) Ce *dessuintage* est la même opération que le premier dégraissage dont je parlais à l'instant, mais elle est faite avec beaucoup plus de soin ; elle a pour but d'enlever à la laine ce qui peut lui rester de suint et de saletés, pour la rendre plus apte à recevoir la teinture.

(2) Après avoir été encore lavée et séchée.

(3) Appelée *diable* ou *loup, machine à diabler*, en anglais *willow*, espèce de tambour garni intérieurement de pointes de fer, dans le centre duquel se trouve un axe armé de pareilles pointes et tournant avec une grande rapidité. Cette machine à laquelle on ne fait que présenter la laine, s'en empare, et la rejette ensuite toute nettoyée et ouverte; Elle reçoit ordinairement l'impulsion du moteur général de la manufacture. Le battage à la main brise moins la laine, que le battage à la mécanique ou même le simple cardage. Quelle que soit au surplus ; la manière dont il a été fait, il est fréquemment suivi d'un *plusage* ou épluchage à la main, pour achever d'ouvrir les bouchons, et de purger la laine de tous les corps étrangers. La machine dont il s'agit peut ouvrir 150 ou 200 kilogrammes de laine par jour.

de la toux, de l'étouffement, et peuvent forcer d'interrompre le travail ou même de l'abandonner (1). Deux sortes de laines, mais elles seules, ont ce dernier inconvénient : les laines déjà teintes et celles qui viennent des peaux mortes, lorsqu'elles n'ont pas été lavées ou l'ont été mal. Autrement, le battage ne soulèverait jamais assez de poussières pour incommoder.

Après le battage, qui l'a réduite en flocons légers, la laine entre à la filature, où il s'agit d'abord de lui rendre la flexibilité et le nerf que le dégraissage lui avait fait perdre : c'est ce qu'on obtient avec de l'huile dont on l'imbibe également, en la faisant passer de nouveau dans une machine à ouvrir. (2)

Vient ensuite le *cardage*, qui en brise les filamens, (moins cependant que ne le fait la machine à battre), et les entremêle dans toutes les directions, les sépare, les écarte davantage les uns des autres. Cette rupture et ce croisement dans tous les sens, ont pour but de faciliter plus tard le feutrage. Il y a donc, une grande différence entre le cardage de la laine, et celui du coton, dans lequel on se propose, au contraire, de rendre parallèles tous les filamens et de conserver toute leur longueur. (3)

Il y a toujours deux cardages. Le *premier* appelé *droussage* ou *cardage en gros*, prépare au second. La laine sort

---

(1) Surtout lorsqu'ils battent certaines laines teintes, d'une odeur extrêmement désagréable.

(2) Cette opération s'appelle *huilage* ou *engraissage*.

(3) Autrefois, le cardage de la laine se faisait à la main et fort imparfaitement; mais depuis un certain nombre d'années, c'est au moyen de machines très ingénieuses qui marchent par le moteur général de la manufacture, et sont composées de cylindres garnis de cardes, et tournant les uns sur les autres de manière à se donner et à se reprendre mutuellement la laine.

de la machine (1), en nappe extrêmement légère, qui
se roule sur un tambour tournant, où elle forme, lorsqu'il
a fait un certain nombre de tours, une sorte de ouate circu-
laire ou de manchon que l'on ouvre et enlève, puis on
livre cette ouate à la *carde en fin.*

Celle-ci rend la laine encore plus légère, mais sous
forme de petits rouleaux prêts à être filés et nommés *loquettes* ou *boudins.*

Ces petits rouleaux, reçus sur une toile sans fin qui les
éloigne du cylindre de décharge à mesure qu'il s'en dépose
d'autres, sont ramassés par des enfans appelés *ploqueurs,*
portés au *métier à filer en gros* (2), et là, en les roulant
un peu ensemble avec la main (3), réunis bout à bout de
manière à former autant de boudins continus qu'il y a de
broches à ce métier. Celui-ci agit comme le métier à filer
le coton : il étire les rouleaux, leur donne une légère torsion, et les convertit ainsi en fils qui s'enroulent chacun
sur une bobine. Ensuite, un nouvel étirage combiné avec
un nouveau degré de torsion achève de faire le fil sur le
métier à filer en fin.

Ce sont des femmes et même souvent des enfans qui
surveillent les machines à carder et leur fournissent la
laine, parce que ces machines, marchant par la seule puissance du moteur général de la filature, n'exigent aucun effort de bras. Mais j'ai presque toujours vu le métier à filer
en gros isolé, indépendant du moteur général, ne marcher
que par les efforts de l'ouvrier fileur. Aussi, celui-ci est-

---

(1) Appelée *drousseur* ou *carde en gros.*
(2) Nommé aussi *boudinoir* ou *billy.* Il est ordinairement placé,
pour ne pas perdre de temps, tout près de la carde à loquettes. Il arrive souvent aussi que les loquettes sont d'abord reçues dans des pa-
niers ou bien dans des boîtes de fer-blanc.
(3) Par deux ou trois petits mouvemens de va-et-vient.

il du sexe masculin (1). Outre les *ploqueurs*, dont l'occupation consiste à prendre les *loquettes* à mesure qu'elles sortent de la carde en fin, et à les réunir bout à bout derrière le métier à filer en gros, il y a toujours un ou deux *rattacheurs* employés à chaque métier à filer, lorsque celui-ci est un peu large.

En termes de fabrique, les laines soumises à la série des opérations dont on vient de parler, se nomment *laines cardées* ou *laines courtes* (2), par opposition avec les autres qu'on ne carde point, mais que l'on peigne, et qui sont appelés *laines longues* ou *laines peignées* (3). La longueur du brin ou filament de celles-ci permet d'en fabriquer des fils plus fins, plus tors, et par suite, des étoffes fines, lisses, légères et non feutrées; tandis que la laine courte sert pour les draperies proprement dites.

On ne bat point les laines longues : la première préparation qu'elles reçoivent après avoir été lavées et dégraissées, est le *peignage*. Il ne se fait guère encore qu'à la main et chez les ouvriers eux-mêmes, dont il emploie un nombre très considérable dans plusieurs départemens. Ses instrumens sont deux peignes à deux rangées de fortes dents d'acier très longues, et un petit poêle pour les chauffer (4), où l'on ne brûle que du charbon de bois. Tantôt assis et tantôt debout, le peigneur prend une poignée de laine,

---

(1) Il travaille debout. Chaque fois qu'il s'agit de donner au chariot de son métier un nouveau mouvement, il étend horizontalement le bras droit, saisit avec force la manivelle de la roue de ce chariot et la fait tourner, en même temps que de la main gauche il attire à lui le chariot à chaque étirage, et le repousse au contraire à chaque renvidage du fil.

(2) Aussi *laines grasses*.

(3) Et aussi *laines d'estame* ou *estaims*.

(4) Ce poêle a des ouvertures latérales pour recevoir les dents des peignes, et, pour que celles-ci ne se salissent pas, elles y sont logées entre deux plaques métalliques.

y dépose quelques gouttes d'huile ou un peu de beurre(1),
fait jouer ses peignes tout chauds sur elle, la démêle et
en façonne une sorte de ruban (2) où tous les filamens
sont parallèlement en retraite les uns sur les autres dans
le sens de la longueur. Puis, il place ce ruban entre la
lumière et son œil, l'étale un peu pour apercevoir tous
les petits bouchons, tous les nœuds, toutes les ordures qui
peuvent s'y trouver encore, et il les retire avec ses lèvres.
Cette partie de son travail est souvent faite par des en-
fans(3), ordinairement les siens, ou par sa femme. Parfois aussi cette dernière fait jouer elle-même les peignes.

Après le peignage, la laine est de nouveau bien dégraissée, séchée, livrée à une machine appelée *défeutreur,* qui
réunit plusieurs rubans en un seul et rend leurs filamens
plus exactement parallèles encore qu'ils n'étaient ; puis,
pour redresser les *zigzags* des filamens, on en fait des *tor-
tillons* très serrés qui sont exposés à la vapeur de l'eau
bouillante, séchés et conservés plus ou moins long-temps.
Ensuite, on soumet la laine, au moyen d'une machine
très ingénieuse dans laquelle elle passe, à plusieurs étirages successifs (4), en réunissant toujours trois ou quatre
rubans en un seul qui devient de plus en plus mince et
étroit. Enfin, quand le ruban est assez ténu, il est con-
verti en fil par une torsion suffisante, dans un dernier
étirage. (5)

Quelle que soit l'espèce de laine, lorsque une fois elle

---

(1) On arrange avec les mains toutes les mèches de manière à leur
donner la même direction.

(2) Appelé *trait.*

(3) Appelés *lacteurs.*

(4) Quelquefois jusqu'à huit ou neuf.

(5) Je n'ai point mentionné, parmi les préparations auxquelles on
soumet la laine longue, celle qu'elle reçoit en Angleterre, immédiatement

est filée, toutes les opérations, jusques et y compris le tissage, sont les mêmes que dans l'industrie cotonnière. Mais si les tisserands en laine travaillent presque tous chez eux, ce n'est pas, comme pour le lin et le coton, dans des espèces de caves ou ateliers plus ou moins enfoncés en terre. D'un autre côté, comme les étoffes que l'on feutre et qui passent au foulon s'y rétrécissent considérablement, il faut les tisser beaucoup plus larges qu'on ne veut les avoir, et souvent leur donner d'abord deux fois la largeur qu'ils devront conserver. Aussi, les métiers à tisser les draps ont-ils très fréquemment une largeur double de celle des métiers à tisser le coton ou le lin, environ 4 mètres au lieu de 2. Un seul tisserand placé au milieu d'un pareil métier fait passer la navette volante garnie de ses galets, à travers toute la largeur de la pièce. Mais autrefois, quand on ne connaissait que la navette non volante, il fallait deux tisserands, un à droite et l'autre à gauche, ou au moins un tisserand avec un *lanceur*, pour se la renvoyer réciproquement. De ces détails, il résulte que les larges draperies ne peuvent être tissées à bras que par des individus du sexe masculin. On voit en effet peu de femmes s'en mêler ; elles se contentent de fabriquer, concurremment avec les hommes, les étoffes de laine étroites et légères (1), dont la confection, moins pénible, n'exige

----

avant le peignage, en passant dans un batteur-éplucheur mécanique, parce que je n'ai point vu employer cette machine en France.

Je n'ai pas parlé non plus du peignage à la mécanique, parce que je ne l'ai pas vu davantage dans nos départemens. Je sais cependant qu'il a été pratiqué à Paris et à Saint-Denis.

Quant au tissage également mécanique des draps et autres étoffes de laine, tissage qui devra un jour prendre de l'extension, il n'est encore connu, je crois, que dans la Grande-Bretagne.

(1) Comme casimirs, serges, flanelles, camelots, circassiennes, etc.

pas des métiers aussi larges et aussi lourds que celle des fortes draperies.

Les opérations que l'on fait succéder au tissage, varient suivant les espèces d'étoffes. Je ne vais parler ici que de celles qui n'ont pas lieu dans l'industrie du coton.

La première est le *foulage*, auquel on ne soumet que les étoffes de laine courte. Il se fait par la machine appelée *foulon* ou *moulin à foulon*, et il consiste en battages et pressions des pièces de draperies mouillées et placées dans des auges (1), où les gros *maillets* et les *pilons* de la machine les frappent, les agitent, les tournent et les retournent à-peu-près comme une blanchisseuse bat et retourne du linge sous son battoir. Cette opération resserre les fils du drap, lui donne du corps, de la force, en même temps qu'elle le nettoie, le dégraisse, le rétrécit et le feutre. Elle se fait dans l'humidité, demande des hommes assez forts et passe pour la plus difficile de toutes celles de la draperie. (2)

Après le *foulage*, vient le *lainage* ou *garnissage*, qui garnit de poils très serrés la surface du drap. Cette façon

---

(1) Appelées *piles*.

(2) De l'urine putréfiée, de la terre glaise (*terre à foulon, terre à dégraisser*) et du savon délayés ou dissous dans l'eau, en sont les agens. Le foulage a lieu en plusieurs fois. On le termine ordinairement dans une solution chaude de savon, et c'est pendant cette dernière partie de l'opération, qui dure beaucoup plus que les autres, que le drap s'échauffe, se rétrécit et se feutre. Ce résultat ne peut être bien obtenu sans la chaleur et l'humidité réunies. Le foulage est d'ailleurs précédé d'un *nopage* ou *épincetage*, entremêlé d'un rinçage, d'un *séchage*, d'un autre *épincetage*, et terminé par les mêmes opérations, mais après qu'on a fait dégorger la pièce de drap dans la pile, avec de l'eau claire seulement, et en faisant battre à plat les pilons ou maillets pendant très peu de temps, pour en retirer toute la terre glaise, la colle, etc., qu'elle peut contenir.

ne se donne plus à la main : c'est maintenant au moyen d'une machine (2) dont la pièce principale est un gros tambour tournant, garni de têtes de chardons à bonnetiers, sur lequel on fait passer, en sens contraire de son mouvement de rotation, les pièces de draps toutes mouillées et bien développées, qu'on y appuie à-la-fois par toute leur largeur.

Les poils trop longs qui sont à la surface du drap, et tous ceux que les chardons ont fait sortir de son tissu, sont ensuite coupés très courts et partout égaux. Cette opération se faisait autrefois avec des *cisailles* ou *forces*, que des ouvriers faisaient jouer à la main. Mais on y a substitué une machine admirable, garnie d'espèces de rasoirs, nommée *tondeuse,* qui la fait beaucoup mieux et surtout beaucoup plus vite ; ou bien les *forces* jouent, non plus à bras, mais par le moteur général. (2)

Il n'y a que des hommes et des adolescens du même sexe qui soient employés à tondre les draps et à les lainer ou garnir. Les laineurs travaillent dans l'humidité comme les foulonniers, et même plus encore (3). Quant aux tondeurs, je n'ai point vu, malgré tout ce qu'on a dit, qu'un duvet laineux voltigeât sans cesse autour d'eux et les incommodât. Les uns et les autres restent debout pour faire leur besogne ; celle des aide-laineurs, qui tiennent les bras levés pour tendre et conduire les lisières du drap sur

---

(1) Appelée *laineuse* ou *garnisseuse.*

(2) La tonture est appelée *tondage* en termes de fabrique. Cette opération se pratique sur des tables bien rembourrées. Le *garnissage* ou *lainage*, qui se fait à l'eau, et celui qui se fait à sec, se répètent plusieurs fois et alternativement pour la même pièce de drap : il y a toujours entre eux un séchage.

(3) Parce que la marche en sens contraire, et du tambour à lainer et de la pièce de drap, fait jaillir de celle-ci beaucoup de gouttes d'eau.

le tambour de la machine à lainer, m'a paru seule fatigante.

J'oubliais de parler de jeunes enfans dont l'occupation
est de changer les chardons des cardes du tambour, de les
nettoyer et de les faire sécher. Il me suffira de dire qu'ils
travaillent souvent en jouant, et qu'ils peuvent varier
comme ils le veulent leurs attitudes.

Je viens d'indiquer, dans l'ordre où elles ont lieu, les
principales préparations que l'on donne à la laine et aux
étoffes qui en sont fabriquées. Je ne dirai rien ici des apprêts qui les suivent, si ce n'est qu'ils sont à-peu-près les
mêmes que dans l'industrie cotonnière (1), et que l'on
peut appliquer aux ouvriers dont il me resterait à parler,
ce qui a été dit de ceux qui donnent aux étoffes de coton
une partie de leurs apprêts. Seulement, ce sont ici beaucoup plus souvent des hommes, parce que les pièces d'é-
toffes de laine, et surtout de draps proprement dits, sont
beaucoup plus lourdes que celles de coton. (2)

_____

(1) Il faut excepter cependant le séchage à la *rame*. Celle-ci est un
long et fort châssis en bois, sur lequel, au moyen de crochets très rapprochés les uns des autres, la pièce est également tendue dans tous les
sens, lorsqu'elle est mouillée. Les rames sont presque toujours à l'air
libre, mais souvent aussi, pour l'hiver, dans de très longues étuves.

Quand la pièce de drap a été retirée de la rame, des femmes lui donnent le dernier napage ou épincetage, et d'autres y font les rentrai-
tures. Viennent ensuite le brossage ou couchage de tous le poils dans
la même direction, au moyen d'un tambour garni de brosse en poils
de sanglier, puis un *pressage* qui comprime le duvet déjà renversé par
les brosses, le pliage de la pièce, le cati à froid, le cati à chaud, etc.,
et l'emballage, qui ne sout faits que par des hommes.

(2) J'ajoute que certaines étoffes de laine ne reçoivent pas toutes
les préparations dont j'ai parlé, et que, pour certaines autres, l'ordre de ces préparations est changé, quand elles n'en reçoivent point
d'ailleurs de particulières. Ainsi, les draps noirs sont ordinairement teints en pièce, et il en est de même des étoffes lisses dont la

Les détails qu'on vient de lire mentionnent d'importans perfectionnemens introduits dans la fabrication, les uns depuis environ une trentaine d'années, et les autres depuis moins de temps. Les principaux portent sur le battage des laines, leur droussage ou cardage, leur filage, et sur le lainage et le tondage des draps. On me permettra d'en dire ici quelques mots.

Anciennement, le battage de la laine destinée à être cardée, ne se faisait qu'à la main. Aujourd'hui chacune des machines à battre mise en mouvement par un cheval ou par le moteur général de l'usine, et conduite par une seule personne, très souvent une femme, fait sans peine l'ouvrage de douze hommes, qui fatiguaient autrefois beaucoup et étaient exposés à respirer parfois des poussières irritantes, mais moins irritantes cependant que ne le sont celles du coton.

Le cardage et la filature ont surtout reçu les plus grands perfectionnemens, ceux qui nous intéressent davantage. Toutefois, il n'y a pas plus de douze à quinze ans que, dans certaines fabriques, ces opérations se faisaient encore à la main ou bien au rouet. Ainsi, dans la

---

trame est en laine peignée; ainsi, au sortir des mains du tisserand, les *mérinos*, les *napolitaines*, etc., qu'on ne foule point, sont lavés dans une solution chaude de carbonate de potasse et de savon, puis teints en pièce, tondus et passés tout humides entre deux cylindres de cuivre chauffés avec de la vapeur aqueuse; ainsi on donne aux *circassiennes* dont la chaîne est en coton, et à d'autres étoffes légères dont la confection a été mal soignée, un gommage avec la solution de colle-forte, pour leur donner plus de corps au toucher et les faire paraître plus solides; ainsi, les flanelles, les couvertures, qui sont en laine blanche, reçoivent, étant encore humides, un blanchiment à la vapeur du soufre, et les dernières, tissées très souvent avec de la laine simplement lavées, ne sont point tondues, mais lainées à la mécanique après le foulage, et à la main après le blanchiment à la vapeur du soufre; ainsi, etc., etc.

fabrique d'Amiens, par exemple, les premiers essais de
filature à la mécanique, n'ont pas eu lieu avant 1825 (1),
tandis qu'ils avaient été faits à Lodève dès l'année
1809. (2)

Comme les mécaniques à carder et à filer le coton, celles à carder et à filer la laine, qui n'en sont à bien dire
que des imitations, épargnent une grande quantité de
bras : on estime qu'un métier à filer de soixante bro-
ches(il en a ordinairement un bien plus grand nombre,
fait le travail de vingt fileuses à la main (3). Il fabrique un fil beaucoup plus égal, beaucoup plus régulier
pour la finesse et la torsion, que ne l'est celui de ces
fileuses, dont il a changé totalement le sort. Ajoutons que
le cardage et le filage, se faisaient autrefois principalement
en hiver, et par des gens de la campagne qui abandon-
naient pour la plupart ces occupations quand la saison ra-
menait les travaux de l'agriculture; tandis qu'aujourd'hui
le cardage et le filage sont surtout exécutés par les habitans des villes, et à-peu-près également pendant toute
l'année.

§ II. *Santé des ouvriers employés dans les manufactures de
laine.*

Il serait bien difficile, d'après les médecins, de choisir

---

(1) Voir dans l'*Enquête relative*, etc., la déposition de M. Pournelle
d'Estré, tom. III, p. 408.

(2) Voir la *Statistique du département de l'Hérault*, par M. Creusé-
de-Lesser, p. 561.

C'est du reste de 1802 à 1804, que l'on a importé en France les
premières machines à carder la laine, à la filer et à brosser les étcffes,
par un mouvement continu de rotation.

(3) Je dirais cinquante sans le second filage auquel on soumet les fils
qui n'ont passé qu'à la mécanique à filer en gros.

une profession qui n'exposât pas à de grands dangers. Presque toutes, à les entendre, détruisent la santé, et beaucoup sont la source des accidens les plus graves, surtout celles qui ont pour objet le travail de la laine. Et cependant les grandes causes d'insalubrité des manufactures de coton ne se retrouvent point dans celles de laine, du moins avec la même intensité.

Ainsi, le battage ne produisant pas des poussières aussi abondantes, les ouvriers n'en sont pas autant incommodés. et même, à quelques exceptions près, ils ne le sont que très peu ou ne le sont point. Le battage à la main des laines teintes ou chaulées, qui n'ont pas été bien lavées ou qui ne l'ont pas été du tout, ce qui pourtant est assez rare, et le peignage *à sec* des couvertures pour les garnir de poils à leur surface (1), sont les seules opérations, d'ailleurs très pénibles à cause des efforts de bras qu'elles nécessitent, d'où se dégagent des poussières qui font tousser les ouvriers et paraissent occasioner des maladies de poumons, ou les aggraver et les pousser plus rapidement vers une terminaison funeste (2). Sauf ces exceptions, la santé des ouvriers a bien moins à souffrir du battage de la laine à la main que de la même opération dans les manufactures

---

(1) On n'a pas oublié, sans doute, que ce dernier peignage se donne à sec, et non, comme on le fait toujours pour les draps, pendant que les couvertures trempent presque dans l'eau.

(2) Le battage à la main, des laines teintes non lavées, s'accompagne souvent aussi d'une odeur fort désagréable. Les inconvéniens de ce battage et de celui des laines chaulées, également non lavées, indiqueraient déjà, par eux-mêmes, les moyens de les prévenir; mais on a la confirmation de l'efficacité de ce moyen, quand on sait que ces laines, bien lavées, ne soulèvent jamais assez de poussières pour faire tousser ou incommoder d'une manière quelconque. Aussi, les batteurs de la laine m'ont-ils paru, en général, aussi bien portans que la plupart des autres ouvriers, et il en est de même des femmes qui l'épluchent.

de coton. Quant au battage dans des machines ou à la mécanique, je n'en ai pas vu résulter le moindre inconvénient.

D'un autre côté, le filage de la laine ne demande qu'une chaleur fort douce ; et quoiqu'on fasse sécher assez souvent les laines et les draps dans des étuves, et certaines étoffes en les faisant passer entre des cylindres métalliques fortement chauffés par la vapeur aqueuse, ou bien en les roulant sur ces cylindres, il n'y a pas, dans l'état actuel de l'industrie lainière, si l'on excepte quelques salles d'impression, des ateliers où la chaleur puisse être incommode. Bien mieux : tandis qu'il y a, pour tout le monde, excès de chaleur dans la plupart des manufactures de coton, beaucoup de personnes n'en trouveraient pas assez dans les manufactures de laine.

Dans ces dernières d'ailleurs, les ateliers ne sont pas tenus aussi exactement fermés : on craint bien moins d'en ouvrir les portes et les fenêtres. Du reste, les conditions auxquelles nous devons avoir le plus égard ici, sont semblables dans les filatures de laine et dans celles de coton. Non-seulement, les ateliers des unes et des autres sont spacieux, mais encore ils le sont en général au même degré. Ainsi, j'ai voulu savoir à Reims, dans trois filatures de laine qui me paraissaient très bien tenues, mais où les ouvriers n'étaient pas plus au large que dans d'autres, quelle était la quantité d'air que, terme moyen, chacun avait pour lui seul, et j'ai trouvé :

1° Dans les cinq principaux ateliers de la plus grande filature de laine cardées (1), 40 mètres cubes sans distinction d'atelier, 61 dans celui où les ouvriers ont le plus

_____

(1) Celle dite de Longueaux.

d'espace, et 27 1/2 dans celui où ils en ont le moins (1).

2° Dans les salles d'une filature de laines peignées et cardées (2), 39 mètres cubes. (3)

3° Et dans une filature de laines peignées (4), depuis 30 2|3 jusqu'à 35 1|2. (5)

C'est, sous ce rapport, dans les autres villes de manufactures de laine comme à Reims.

J'ai mesuré la capacité des seuls ateliers de filature, parce que dans tous les autres l'air se renouvelle en peu d'instans, ou bien parce que les ouvriers y sont placés, pour l'air et la température, à-peu-près dans les mêmes conditions que s'ils travaillaient chez eux.

---

(1) Voici les élémens du calcul exprimés en mètres :

ÉTAGES où sont les ateliers.	DIMENSIONS DES ATELIERS.			NOMBRE d'ouvriers.	NOMBRE total de mètres cubes.	NOMBRE de mètres cubes par tête.
	longueur	largeur.	hauteur.			
Premier.	58.471	11.694	3.573	40	2444	61
Deuxième.	58.471	11.694	3.248	40	2221	55 1/2
Troisième.	58.471	11.694	3.248	67	2221	32
Quatrième. . , . .	58.471	11.694	2.924	67	1999	30
Rez-de-chaussée.	20,789	9.096	4.385	30	829	27 1/2
				244	9714	40

(2) Celle de MM. Lachapelle et Levarlet.

(3) Dimensions des salles :

    Longueur. 22.739

    Largeur. 11.044

    Hauteur. 3.248

Nombre total de mètres cubes, 815.798.

Nombre d'ouvriers par salle, 21.

(4) Celle de M. Villeminot-Huard.

(5) Un atelier ayant :

    En longueur. 27.286

    En largeur. 12.993

    En hauteur 2.598

Nombre total de mètres cubes : 921.

Nombre d'ouvriers, variant de 26 à 30.

Je ne redirai pas les accusations des médecins contre
les manufactures de laine (1); mais voici le précis de mes

---

(1) On les a résumées dans un livre devenu classique, le *Traité des
maladies des artisans et de celles qui résultent des diverses professions,*
d'après RAMAZZINI ; par notre excellent confrère, M. le docteur PA-
TISSIER.

Pour bien juger ce livre, il faut se rappeler, avec l'époque de sa pu-
blication (1822), que l'auteur n'a eu d'autre but que celui de donner
un extrait des recherches faites jusqu'à lui touchant l'influence des
professions sur la santé ; que son ouvrage était un point de départ pour
de nouvelles recherches, et que depuis qu'il a paru, beaucoup de métiers ne s'exercent plus dans les mêmes conditions.

Voici, au surplus, quelles sont les principales accusations des médecins contre les manufactures de laine.

« Les trieurs et laveurs de laine en suint sont sujets à des maladies ou
accidens particuliers, surtout au *charbon* et à la *pustule maligne.* » Mais
ces ouvriers et leurs maîtres le nient ou bien quand ils l'admettent et
qu'on leur en demande des preuves, les cicatrices qu'ils font voir et les
détails dans lesquels ils entrent, montrent assez qu'ils se trompent. Cependant le travail des ouvriers dont il s'agit est extrêmement sale, surtout celui des trieurs, qui manient les laines avant tous les autres, et
répandent autour d'eux l'odeur du *ranci* des toisons.

Les batteurs de laine, les cardeurs (Ouv. précité de M. Patissier,
p. 244), les fileurs (*Ib.*, p. 242, 245), les peigneurs, les tondeurs de
draps, les couverturiers (*Id.*, p. 242), et jusqu'aux tricoteurs (*Ibid.*),
et ravaudeuse (*Id.*, p. 244), sont attaqués de toux, d'asthme, de phthisie, en un mot de maladies pulmonaires très graves, occasionées par les
particules laineuses qu'ils respirent. En outre, ceux de ces ouvriers qui
travaillent debout sont exposés aux varices, aux ulcères des jambes (p.
247, 260) et les laveurs, les teinturiers, les foulonniers qui travaillent
dans l'eau ou seulement dans l'humidité, le sont à des douleurs rhumatismales. (p. 258, 260).

Mes recherches ne confirment pas ce qu'on a dit des varices et des
ulcères aux jambes, et je n'ai pas vu, non plus, que les cardeurs, les
fileurs, les peigneurs de laine, et les tondeurs, les laineurs de draps
(non de couvertures), fussent plus souvent que les autres attaqués de
maladies pulmonaires. Cependant, loin d'affirmer que leur métier n'oc-
casionne jamais de la toux ou ne l'exaspère point, je dirai qu'il me paraît la provoquer quelquefois; mais ce sont mes idées théoriques qui

observations pour tout ce qui ne concerne pas le battage
de cette substance, la température des salles, le travail,

---

me font avancer cela, et non ce qu'ils m'ont raconté ou ce que j'ai vu.
Je ne nie pas, d'ailleurs, que jadis ce ne fût point comme on l'affirme
pour les cardeurs, les laineurs et les tondeurs, quand le cardage de la
laine, le tondage et le lainage des draps s'exécutaient à la main. Mais,
maintenant que les conditions du travail sont changées, ce n'est plus
du moins sensiblement ; et pourtant j'ai vu les femmes et les enfans
employés au cardage, assez souvent plus pâles que les autres ouvriers du
même sexe et des mêmes âges. On a cité les tricoteurs et les ravaudeuses,
dont les conditions de travail sont toujours les mêmes ; mais leur mauvais état de santé, qui s'observe encore actuellement, tient à leur vie
sédentaire, et surtout à la modicité de leurs gains, à leur pauvreté, non
à l'inspiration de corpuscule laineux. On a parlé aussi d'une fatigue
extrême ressentie par les laineurs et les tondeurs, dans les muscles de
l'avant-bras (M. Patissier, p. 247), et même d'inflammations (*Ibid.*).
Effectivement, cette fatigue devait être bien grande autrefois, alors que
ces ouvriers lainaient et tondaient les draps à la main ; mais maintenant
il n'y en a point, car ils n'ont plus d'efforts à faire, à l'exception toutefois
des aide-laineurs qui, pour mieux appliquer la pièce d'étoffe dans toute sa
longueur sur le tambour de la machine à lainer, tiennent les bras ten-
dus et un peu levés.

Quant aux couverturiers, qu'on représente comme maigres, hâves et
les plus malportans de tous, à cause des duvets de laine et de coton qu'il
respirent sans cesse, lorsque avec des chardons ils garnissent de poils
leurs couvertures, et comme particulièrement exposés à des dangers lorsqu'ils travaillent des laines teintes ; ceux d'entre eux qui sont chargés du
lainage m'ont toujours paru, en effet, avoir une moins bonne santé que
les autres ouvriers de l'industrie lainière. Mais ils peignent ou garnissent souvent à sec leurs couvertures, au lieu de ne le faire que quand
elles sont bien mouillées, et ce qu'on a dit des laines teintes paraît, si-
non imaginaire, du moins fort exagéré, car ils ne les emploient jamais
ou ne doivent jamais les employer sans qu'auparavant elles n'aient été
bien lavées.

« La laine *que les tisseurs et tondeurs de draps manient, leur est,*
assure-t-on, *nuisible. Imprégnée d'huile fétide, elle répand des va-
peurs très désagréables dans leur atelier : aussi, exhalent-ils une odeur
infecte et ont-ils l'haleine puante !* (Ouv. précité p. 246). »

Ces assertions... je ne puis que les nier. L'huile avec laquelle on

le renouvellement de l'air, et l'espace accordé aux ouvriers. Ce que je viens de dire, et les détails dans lesquels
je suis entré relativement aux ouvriers en coton, me
permettent d'être très court.

Les cardeurs, les fileurs, les peigneurs, les dévi-
deurs, etc., ne paraissent pas être plus sujets que d'autres
à certaines maladies, par le fait seul de leur métier : ils
rentrent à tous égards dans la catégorie des ouvriers
exerçant des professions sédentaires et hors du grand air.
Seulement, les peigneurs de laine sont assez souvent pris
de maux de tête, à cause du charbon de bois qu'ils brû-
lent dans leurs fourneaux, et leurs jeunes aides de toux
quand ils ne savent pas encore bien retirer les nœuds de
l. laine avec les lèvres. (1)

Le travail des trieurs de laine, des tondeurs de draps et
des apprêteurs, n'a point, non plus, d'influence nuisible
marquée. Mais des douleurs rhumatismales attaquent

---

graisse la laine pour la filer n'est jamais fétide ; les laines surges ou conservées en suint ont seules une odeur désagréable, mais les tisserands
et les tondeurs de drap n'en exhalent *aucune*. Tous ceux qui voudront
s'en assurer, non en lisant les livres, mais en visitant ces ouvriers dans
leur travail, en causant familièrement avec eux et de manière à respirer les bouffées de l'air qu'il expectorent, le pourront aisément. Ils se
convaincront aussi que l'odeur des trieurs de la laine conservée en suint
n'est pas infecte, à bien dire, et que leur haleine n'est pas plus souvent puante que celle des autres personnes ; enfin, ils pourront remarquer encore leur teint très bon et souvent fleuri.

(1) On a conseillé aux peigneurs de laine, pour leur faire éviter les
maux de tête, de placer leurs fourneaux sous une cheminée qui tire
bien. Mais ils doivent l'avoir près de la fenêtre pour mieux y voir. Tout
ce qu'ils peuvent, c'est de tenir celle-ci ouverte quand le temps le permet. Ne pourraient-ils pas d'ailleurs, dans certains pays, brûler du
charbon de tourbe, au lieu de charbon de bois ? Dans le peignage à la
mécanique, la vapeur aqueuse remplace le charbon, et par conséquent
celui-ci ne peut jamais occasioner de maux de tête.

souvent les laveurs, les teinturiers, les foulonniers (1), et les laineurs, tous ouvriers qui travaillent plus ou moins dans l'eau, ou sont exposés à être mouillés. J'ai même été frappé du bon teint, de l'excellente santé des trieurs, et je n'ai pas vu sans surprise, parmi les tondeurs, les apprêteurs et les foulonniers, des hommes généralement plus forts que les autres. Il ne faudrait pas en conclure cependant que cela résulte de la nature de leurs travaux, mais du choix que les hommes robustes font de ces métiers.

Enfin, et je ne saurais trop insister sur ce point, les ouvriers des filatures et des tissages de laine se portent très généralement mieux que ceux des filatures et des tissages de coton, particulièrement les enfans. Leur santé est surtout meilleure, parce que, dans l'industrie lainière, les enfans sont moins jeunes de deux ou trois ans que dans l'industrie du coton (2); les ateliers où l'on tisse les étoffes, moins enfoncés en terre, moins humides, plus grands (3),

---

(1) On a dit que les foulonniers ont souvent des gerçures aux mains, surtout pendant l'hiver. Cela parait en effet résulter de mes renseignemens. Mais ce qui n'en résulte pas, c'est qu'ils soient sujets à des ulcères aux jambes, à des anévrismes du cœur, et fréquemment atteints de maladies pulmonaires (Voir l'ouvrage précité de M. Patissier, page 256 et 260). J'ajoute que mes observations sur eux ont été peu nombreuses, parce qu'il y a peu de foulonniers, et que d'ailleurs les moulins à foulon sont souvent éloignés de quelques lieues des manufactures de draps.

(2) Il y a même des filatures de laine, où l'on n'admet pas des enfans comme ploqueurs ou rattacheurs, avant l'âge de douze à treize ans. On ne peut avoir oublié, au surplus, ce que j'ai dit dans la première partie de ce rapport, sur l'excellente santé des ouvriers de la fabrique de Sedan, qui travaillent dans cette ville.

(3) Les métiers à tisser sont ordinairement très rapprochés l'un de l'autre; mais beaucoup d'étoffes de laine, du moins celles que l'on destine au foulage, se tissent à une grande largeur. Il faut très souvent quatre fois autant d'espace pour le métier d'un tisserand en drap, que

mieux éclairés, les salaires un peu plus forts, et que la nourriture et le vêtement de ces ouvriers s'en ressentent dès-lors d'une manière avantageuse pour eux.

CHAPITRE III.

INDUSTRIE DE LA SOIE.

§ I. *Des opérations dont s'occupent les ouvriers de cette industrie.* (1)

Le premier travail des ouvriers en soie proprement dits, commence au *dévidage* ou *tirage* des cocons. On l'appelle aussi *filage,* mais improprement.

Il consiste à dissoudre, dans de l'eau très chaude, l'espèce de gomme qui colle à lui-même, dans toute sa longueur, le fil unique dont se compose le cocon, à saisir le bout de ce fil, à le tirer pendant que le cocon plonge dans l'eau, à le réunir à quelques autres tirés de la même manière et en même temps que lui, pour n'en former qu'un seul plus gros et plus fort, et à dévider celui-ci en écheveaux sur un *asple* ou dévidoir. A chaque dévidoir est attachée une dévideuse. Autrefois celle-ci avait toujours pour elle seule un aide chargé de le faire marcher, et un fourneau surmonté de la bassine dans laquelle chauffait l'eau destinée à dissoudre la gomme de la soie.

---

pour celui d'un tisserand en calicot; par exemple, 16 mètres carrés de superficie au lieu de 4. Aussi ai-je souvent trouvé, dans les ateliers des tisserands en draps, plus de 40 mètres cubes d'air à respirer pour chacun, lorsque communément ce n'est pas plus de 12 à 16 pour les tisserands en coton.

(1) Je n'entends pas ici parler des personnes de toutes conditions qui, dans les pays où l'on cultive en grand le mûrier, élèvent les vers-à-soie pour en vendre les cocons.

Depuis un certain nombre d'années, on connaît très bien, dans le midi de la France, les appareils modernes au moyen desquels une seule chaudière à vapeur, par conséquent un seul foyer, suffit au chauffage de beaucoup de bassines, et un seul moteur au mouvement de tous les dévidoirs, tout en conservant à chaque ouvrière la faculté d'arrêter le sien. Néanmoins, j'ai encore vu presque partout, dans les départemens de Vaucluse, du Gard, de l'Hérault (et je sais que c'est de même dans ceux de l'Ardèche, des Bouches-du-Rhône et de la Lozère), le tirage de la soie pratiqué comme il y a cent ans, comme dans l'enfance de l'art : chaque bassine avait son fourneau, et chaque dévideuse son aide, très communément un enfant du même sexe qu'elle. (1)

La seconde préparation que l'on fait subir à la soie, est l'*organsinage* ou *moulinage*.

Elle consiste à tordre séparément, en le dévidant de nouveau, le fil de chaque écheveau obtenu par le tirage;

---

(1) Une note publiée en 1837, dans le *Répertoire des travaux de la Société de statistique de Marseille*, sur le commerce et l'industrie de Salon, petite ville des Bouches-du-Rhône, nous apprend (n° 1, p. 93 et 97), que sur 289 à 300 *tours* ou dévidoirs à tirer la soie des cocons, 250 ou environ étaient comme je viens de le dire, et 34, partagés entre deux établissemens, étaient à la Jansoul ou à la Bonard, c'est-à-dire d'après les nouveaux procédés.

On tire des cocons plusieurs qualités de soie, ordinairement trois : 1° la plus belle, la plus forte, ou l'*organsin*, avec laquelle on fait la chaîne des étoffes; 2° celle de seconde qualité, connue sous le nom de *trame*; 3° la *bourre* ou *filoselle*, partie la plus intérieure des cocons, sorte de débris qui ne peuvent être dévidés, mais qu'on carde et qu'on file ensuite. Le filament unique qui forme chaque cocon devenant de plus en plus délié ou ténu à mesure qu'il se rapproche du centre, on obtient ces trois qualités d'un même cocon.

La soie, telle qu'elle sort en écheveau des mains de la dévideuse ou de dessus le cocon, s'appelle *soie grèze* ou *grège*.

puis à en retordre deux ou plusieurs en un seul fil, et à répéter l'opération en raison de la force qu'on veut lui donner.

Ce travail s'exécute au moyen de machines légères, mais assez compliquées, appelées *moulins*, et dans la composition desquelles il entre beaucoup de bobines, asples et fuseaux. (1)

La soie est ensuite remise au teinturier *cuite* ou *crue* (*écrue*), suivant qu'on l'a déjà, ou non, fait bouillir dans de l'eau. Souvent même quand elle a été teinte, on l'*organsine* de nouveau.

On commence chaque année le tirage de la soie, afin de l'obtenir plus belle, immédiatement après la récolte des cocons (2), c'est-à-dire, suivant les localités, dans les derniers jours de juin ou dans le cours de juillet. Cette opération dure environ trois mois; mais comme les ouvrières qui l'exécutent travaillent aussi à l'organsinage, il y a tous les ans, pour celui-ci, une époque de ralentissement. (3)

Le tirage se fait, tantôt dans de grands ateliers, tantôt en famille; mais à cause de la saison, c'est très souvent dans des endroits frais, et même à l'air sous des hangars. Quant au moulinage, il y a presque toujours, dans chacun de ses ateliers, depuis 8 à 10 ouvrières jusqu'à 30 ou 40.

---

(1) On annonce qu'un nouveau moulin à organsiner, beaucoup plus facile à mettre en mouvement que tous les autres, faisant dans le même espace de temps le travail de trois, et consistant en fuseaux particuliers sur lesquels la soie se double et se tord à-la-fois, vient d'être inventé par un Anglais aux environs de Turin.

(2) Ou mieux après qu'on en a tué les chrysalides par la chaleur du four ou dans des boîtes fermées hermétiquement et plongées dans de l'eau bouillante.

(3) Pendant laquelle on ferme plusieurs ateliers.

Ces femmes appartiennent à la classe la plus pauvre.
Beaucoup sont étrangères aux lieux où elles travaillent.
Dans les départemens de la Drôme, de Vaucluse, du
Gard et de l'Hérault, celles-ci viennent principalement du
Vivarais et des Cévennes, c'est-à-dire, des montagnes de
l'Ardèche et de la Lozère. Celles qui demeurent moins
loin retournent chaque samedi soir dans leurs familles, et
reviennent le lundi matin, en rapportant du pain pour
toute la semaine.

Il serait difficile de se faire une idée de l'aspect sale,
misérable, des femmes employées au tirage de la soie, de
la malpropreté horrible de leurs mains, du mauvais état
de santé de beaucoup d'entre elles (1), et de l'odeur
extrêmement désagréable, *sui generis*, qui règne dans
leurs ateliers, s'attache à leurs vêtemens, et frappe tous
ceux qui les approchent. Ajoutons que le travail de la
dévideuse est souvent rendu très douloureux, par la sen-
sibilité qu'acquiert le bout des doigts plongé à chaque
instant dans l'eau bouillante ou presque bouillante des
bassines. (2)

L'organsinage n'a pas ces inconvéniens. Sa durée jour-
nalière est, comme celle du tirage, aussi longue que le
permet le soleil, et il est rétribué de salaires aussi modiques ou à-peu-près. Ceux-ci varient, suivant le pays, la sai-

_____

(1) J'ai vu à Nîmes, dans un atelier de tirage de la soie, où il y
avait quatre fourneaux ou bassines, une vieille femme bossue, et trois
jeunes filles très pâles, dont deux très contrefaites, qui servaient chacune de moteur pour tourner les dévidoirs. Mais observons que cette
profession est le refuge des plus faibles.

(2) Le meilleur moyen qu'elle ait de s'y soustraire est, m'a-t-on dit,
de mettre fréquemment les doigts dans du vin rouge, foncé en couleur
et froid. Chaque dévideuse au reste a de l'eau froide à côté de sa bassine.

son et l'habileté des ouvrières, depuis 15 à 16 sous par jour jusqu'à 20 ou 22. En général, 18 sous est un bon salaire moyen. Les femmes infirmes et les jeunes filles en gagnent de 8 à 14.

Le *moulinier* et le *maître-tireur* logent assez souvent chez eux les ouvrières étrangères à la localité; ils leur donnent un mauvais lit pour deux, ou pendant l'été, de la paille à celles qu'ils n'emploient que momentanément. Elles font leur cuisine en commun, et chacune en est chargée à tour de rôle. Cette cuisine se réduit presque toujours à un bouillon maigre, à des légumes, des pommes de terre, des herbes potagères, et quelques laitages avec parfois un peu de morue ou de poisson salé. Toutes apportent leur pain, taillent leur soupe et reçoivent leur ration. Les autres alimens sont achetés par celles qui les désirent. Elles font ordinairement trois repas par jour, deux qui interrompent le travail, et un immédiatement avant de se coucher.

Presque toutes ces femmes ont de l'économie; mais celles du Vivarais et des Cévennes sont plus particulièrement des épargnes.

S'il faut en croire tous mes renseignemens, les *bourre-taires* ou cardeuses de la bourre, de la filoselle, des débris de cocons qui ne peuvent être dévidés, sont aussi pauvres que les malheureuses dont je viens de parler.

Cette profession, qui compte aujourd'hui, dans le midi de la France, bien moins d'ouvrières qu'autrefois, est principalement exercée par les femmes des Cévennes.

Leur métier passe pour fort dangereux, et pour les faire succomber, jeunes encore, aux maladies de poitrine, surtout à la phthisie pulmonaire. Mais je n'ai pu m'en assurer, ni voir si, comme on l'affirme, elles travaillent dans des ateliers bas, humides, non aérés, et au milieu de poussières qu'elles font soulever et respirent.

Je n'ai pu m'en assurer; car, par suite de l'établissement d'ateliers du cardage de la soie dans les deux maisons centrales de détention de Nîmes et de Montpellier, il n'y en a plus d'autres dans tous les environs, jusqu'à une certaine distance, et une maladie ne m'a pas permis d'aller en voir plus loin. Mais voici ce que j'ai observé dans la maison centrale de détention de Nîmes :

Le 12 juillet 1836, sur 425 hommes travaillant au cardage ou pour le cardage (1), 12 à 15 étaient occupés dans une cour, sous une tente ouverte de tous côtés, à battre de la bourre et des débris de cocons sur des billots. A ce battage, qui écrasait les larves ou portions de larves desséchées et détachait de la soie les corps étrangers, en succédait un autre fait avec des baguettes sur une claie; mais je n'ai pas vu qu'il fît soulever beaucoup de poussière et que les ouvriers en fussent sensiblement gênés ou même salis.

Après avoir été ainsi ouverte et nettoyée autant qu'il est possible, la bourre est lavée, puis *décreusée* ou dégommée dans une solution chaude de savon, et séchée. Mais ces dernières opérations ne se font point dans la prison.

Le *cardage* proprement dit se fait, ou au moins se faisait encore, dans des espèces de galeries en partie souterraines, éclairées d'un seul côté, et n'ayant d'autre ouverture que la porte, car les fenêtres étaient tenues exactement fermées.

Le jour que j'ai visité ces ateliers, ils étaient tellement encombrés de travailleurs, que je n'hésitai pas à regarder cette circonstance comme la cause de la chaleur sensiblement trop élevée et d'une gêne de respiration qu'on y éprouvait. Curieux cependant de savoir à quoi m'en te-

(1) Il y avait en tout, ce jour-là, 1203 détenus, dont 1078 travailleurs.

nir sur ce point, j'ai pris des mesures et j'ai trouvé :

La capacité de l'un des ateliers dont il s'agit, de 1254 mètres cubes qui, divisés par 126 hommes qu'il renfermait, donnent pour chacun, terme moyen, 10 mètres cubes ou à très peu près d'air non renouvelé pendant toute la durée du travail (1), lorsque le réglement des hôpitaux militaires exige *au moins* par chaque malade, 20 mètres cubes d'air qui se renouvelle.(2)

Et dans un autre atelier de cardage où la chaleur était plus forte encore que dans le précédent et la respiration moins libre, 428 mètres cubes de capacité pour 48 ouvriers, ou pour chacun un peu moins de 9 mètres cubes d'air.(3)

---

(1) Les dimensions de l'atelier étaient comme il suit :

Largeur.. . . . . 6 mèt. 7 déc.
Hauteur au milieu de la courbe de la voûte 3   6
Longueur, 51 mèt. 7 décim., mais disons . 52   0

(2) Article 866.

(3) Voici les dimensions de cet atelier :

Largeur   6   7
Hauteur   2   2
Longueur 28   0

On ne sera pas étonné, après ces détails, que M. le docteur Boileau de Castelneau, chirurgien de la maison centrale de détention de Nimes, m'ait signalé et signale tous les ans à l'administration (j'en ai la preuve par la copie de ses rapports), les ateliers du cardage de la soie de cette prison comme ceux qui donnent le plus de malades. J'ai néanmoins vu les hommes les plus robustes de la maison dans ces ateliers. Mais il paraît que dès qu'ils y perdent la santé on les en retire pour les faire passer dans d'autres, d'où ils entrent à l'infirmerie avec des maladies chroniques et comme venant, non des ateliers du cardage où ils ont contracté ces maladies, mais des ateliers du filage, du dévidage, etc., dans lesquels ils ont été placés au sortir des premiers. Cette assertion se trouve confirmée par M. B. de C. dans les *Annales d'hygiène publique,* cahier d'avril 1836, p. 463.

Dans la maison centrale de détention de Montpellier, il y a aussi des ateliers du cardage de la filoselle ; mais ils m'ont paru suffisamment grands pour le nombre d'ouvrières qu'ils contenaient, et l'on y respirait à l'aise. Ils ont d'ailleurs des fenêtres opposées entre-elles, et dans tous j'en ai vu qui étaient ouvertes d'un côté. Ces ateliers étaient cependant un peu plus chauds que les autres de la même maison ; mais on croit la chaleur nécessaire, avec un certain degré d'humidité, au bon résultat de l'opération.

Après le cardage de la filoselle, on la file. Mais je ne crois pas devoir parler ici de ce filage, parce qu'il se fait ordinairement dans les filatures de coton ou de laine, et de la même manière, par des étirages et tordages simultanés, et avec les mêmes mécaniques.

En aucun endroit, les ouvriers d'une seule des professions qui viennent de nous occuper ne sont bien nombreux, mais tous ensemble ils forment, dans les pays où l'on élève en grand les vers à soie, un chiffre très notable de la population. Et parmi eux, il y a beaucoup d'individus auxquels la faiblesse de l'âge ou de la constitution permettrait difficilement d'autres travaux.

Quant aux autres opérations auxquelles on soumet la soie pour en faire des tissus, elles n'offrent rien de particulier.

§ II. *Santé des ouvriers employés aux préparations de la soie.*

Les manufactures de soie ne présentent des causes d'insalubrité que dans les opérations du cardage de la filoselle et du tirage des cocons.

Les pauvres femmes qui, assises toute la journée, pendant les plus fortes chaleurs, auprès d'un fourneau et d'une bassine d'eau bouillante, tirent la soie des cocons au milieu des émanations infectes de la chrysalide, et les *tourneuses*, encore plus misérables, qui les aident en faisant marcher à bras leurs dévidoirs, devaient être regardées par les médecins comme placées sous l'influence dangereuse, quoique momentanée, de leur profession. Aussi faut-il lire dans le meilleur ouvrage, je crois, où l'on ait traité ce sujet (1), la liste effrayante de toutes les maladies, de tous les maux auxquels on assure que ces ouvrières sont plus spécialement exposées.(2)

Je ne nie pas l'insalubrité du tirage de la soie des cocons; je la crois bien réelle, mais elle n'est pas aussi grande qu'on me l'a dit. Il ne faut pas oublier non plus que l'indigence et le dénument des personnes chargées de ce travail si sale, doivent faire paraître ses effets comme plus mauvais encore qu'ils ne le sont. D'un autre côté, le ti-

---

(1) La *Topographie de la ville de Nîmes et de sa banlieue*, par MM. Jean-César Vincens et Baumes, in-4°, de xxiv et 585 pages. Nîmes, 1802.

(2) Je demande la permission de la copier ici presque textuellement. Ce sont, pour les femmes qui tirent la soie des cocons, les *fièvres putrides*, les *catarrhes*, les *congestions humorales dans les organes de la respiration*, *une espèce de bouffissure du visage*, les *clous*, les *panaris*, des *tumeurs qui approchent beaucoup de l'anthrax*, et pour les tourneuses de leurs dévidoirs, les mêmes maladies, et en outre le *vomissement*, les *tournemens de tête*, le *crachement de sang*, les *enflures des jambes et des pieds*, les *douleurs dans les bras et leurs articulations*, etc. (Voir les pages 498 et 499).

Eh bien, les renseignemens que les médecins m'ont donnés, principalement ceux de Nîmes et d'Avignon, et tout ce que j'ai vu dans ces deux villes, prouvent le misérable état de santé des ouvrières dont il s'agit, mais non pas qu'elles soient *particulièrement exposées* à tous ces maux. De plus, si nous en croyons d'autres personnes assez nombreuses que j'ai interrogées à cet égard, ces maux n'attaqueraient pas plus souvent nos ouvrières, si l'on excepte, chez les tourneuses, des douleurs dans les bras, que les autres habitans des mêmes âges placés dans les mêmes conditions de fatigue et de misère.

rage ne durant pas ordinairement au-delà de trois mois chaque année, il ne peut avoir sur la santé toute l'influence qu'il acquerrait s'il se prolongeait davantage.

Quant au battage et au cardage de la filoselle, c'est-à-dire des débris de cocons séchés au soleil, que j'ai vu exécuter seulement à Nîmes et à Montpellier, je n'ai pas trouvé qu'ils soulevassent des poussières aussi abondantes et aussi malsaines que je devais le croire d'après mes lectures (1). Le petit espace accordé aux ouvriers et le non-renouvellement de l'air suffisaient, du moins, pour expliquer la chaleur excessive et la gêne de respiration que l'on éprouvait dans les ateliers si bien clos du cardage de la soie, dans la maison centrale de détention de Nîmes, ainsi que le grand nombre de malades que ces ateliers paraissent fournir,

(1) Voici comment MM. Vincens et Baumes en parlent dans leur excellente *Topographie de la ville de Nîmes et de sa banlieue : «* Des maladies cruelles affligent les ouvriers de cette profession. Tous sont exposés à l'affaiblissement et à l'œdème des parties inférieures, aux douleurs obtuses des bras, des épaules et du thorax; plusieurs sont sujets aux affections les plus souffrantes des yeux, telles qu'inflammations vives, ophthalmies opiniâtres avec suppuration aux paupières, rougeur et écoulement de sérosités âcres; et le plus grand nombre est menacé de toux longues et fatigantes, de l'asthme, du crachement de sang et de la phthisie tuberculeuse; dont rien n'arrête les progrès pour peu que la maladie soit avancée..... Employées à cette occupation dès leur arrivée des Cévennes, les jeunes filles les plus vigoureuses et les plus fraîches en apparence, se ressentent bientôt de la cruelle influence que cette profession exerce sur la santé; quelques mois suffisent pour que ce changement devienne sensible..... Souvent une fièvre aiguë, décidée par la révolution de l'acclimatement, mais dont les impressions ont été dirigées sur la poitrine par suite de leurs travaux journaliers, les avertit que cette cavité court les risques les plus certains. Une lésion grave et profonde des organes de la respiration suit de près; la phthisie se déclare, et la mort vole sur ses pas (page 511 et 512). »

Il faut bien que les ouvriers chargés de l'organsinage ou moulinage de la soie exercent un métier innocent, car les médecins ne lui adressent aucun reproche.

Quant au tisserand en soieries, j'en vais parler dans le chapitre suivant.

CHAPITRE IV.

SANTÉ DES TISSERANDS.

On connaît le teint pâle, l'étiolement, la faiblesse, la langueur de ces pauvres tisserands à bras, qui, chaque jour, et pendant quatorze à dix-sept heures, travaillent, ordinairement chez eux, à faire des toiles de coton, de lin ou de chanvre, dans des caves, dans des pièces plus ou moins enfoncées en terre, ou bien dans des rez-de-chaussée humides où le jour et l'air arrivent à peine, et où le soleil ne pénètre jamais. Ces lieux et cette trop longue durée du travail ne sont pas les seules causes de leur mauvais état de santé : il faut encore en accuser et l'insuffisance de leurs gains, qui s'oppose le plus souvent à ce qu'ils se nourrissent bien, et les percussions répétées à tout instant du *balancier* de leur métier à tisser, sur le cylindre autour duquel l'étoffe s'enroule ; percussions qui ébranlent tout le métier et se transmettent à la partie de la poitrine ou au creux de l'estomac en contact avec ce cylindre (1). Mais les ouvriers intelligens savent s'en ga-

_____

(1) Voici comment :

Le tisserand à bras, assis presque debout sur un banc qui fait corps avec son métier, les pieds, ou au moins l'un d'eux, appuyés sur les *marches* de celui-ci (c'est-à-dire sur de longs morceaux de bois, au moyen desquels, en les foulant, il écarte les fils de la chaîne pour livrer

rantir, ou du moins en diminuer beaucoup l'effet : pour cela, ils garnissent leur poitrine et leur ventre d'un épais plastron ; ils placent entre eux et le cylindre, à une certaine distance de celui-ci, une traverse en bois qui les en éloigne, et ils suspendent leur siège avec des cordes pour l'isoler du corps du métier. (1)

C'est une opinion reçue, qu'il faut fabriquer les toiles de coton, de lin et de chanvre, dans des lieux frais, un peu humides et à l'abri du moindre courant d'air, si l'on veut que la légère couche de colle dont on enduit les fils de la chaîne par l'opération du *parage*, ne se sèche point trop vite, et que ces fils ne se brisent pas à chaque instant. L'insalubrité qui en résulte a fait chercher une colle qui permette de tisser à tous les étages des maisons, comme on le fait pour la soie et la laine. Mais cette colle, qui paraît bien avoir été trouvée (2), est plus chère que la colle ordinaire, et à cause de cela, les simples tisserands, dont les gains sont d'ailleurs si modiques, continuent partout à travailler dans les mêmes ateliers.

On a été plus heureux dans l'invention de la *navette volante*, à l'aide de laquelle on fait, dans un temps donné,

_____

passage à la navette), ramène vers lui le balancier avec force, après chaque passage de la navette, pour serrer le dernier fil de la trame sur le précédent.

(1) La traverse dont il s'agit ici, que la poitrine du tisserand touche par intervalles très rapprochés, n'atteint que fort incomplètement le but pour lequel on l'a imaginée, parce qu'elle n'est pas fixée aux deux montans de la tête du métier par l'intermédiaire de ressorts à boudins. Elle n'est pas généralement employée, à beaucoup près, ainsi que les deux autres précautions, si ce n'est par les tisserands en draperies qui craignent plus particulièrement les percussions, à cause du poids très lourd du balancier dont ils se servent.

(2) Elle est appelée *parement hygrométrique*, et on la prépare avec la farine de la graine du *Phalaris canariensis* des botanistes.

et avec bien moins de fatigue, beaucoup plus de travail (1). Au surplus, le métier de tisserand à la main n'exige une grande force musculaire que de la part de ceux qui fabriquent les draperies; et il n'expose à aucun accident ou danger particulier. Mais les affections scorbutiques et rhumatismales en sont souvent la conséquence pour les plus pauvres qui fabriquent les toiles unies de coton, de lin et de chanvre.

En compensation des maux nombreux dont ils accusent le tissage à bras, les médecins ont admis, sans doute à cause de l'exercice particulier des jambes auquel il oblige, et de la position presque verticale des ouvriers, qu'il préserve et guérit les femmes des suppressions de règles (2). J'ai voulu prendre des informations à cet égard, mais je n'en sais pas plus qu'auparavant.

Les tisserands en laine, et surtout les tisserands en soieries, travaillent dans des ateliers mieux éclairés, plus secs et plus sains que ceux des pauvres ouvriers dont nous venons de nous occuper; ils gagnent de meilleurs salaires, et vivent, sous tous les rapports, dans de meilleures conditions. J'en dirais autant des femmes employées dans les tissages à la mécanique, si elles n'étaient pas exposées, par la modicité de leurs gains, à beaucoup de privations. Aussi tous ces ouvriers se portent-ils généralement mieux que les simples tisserands à bras des toiles unies. Une différence frappante existe à cet égard entre les tisserands

(1) La *navette volante* a été ainsi nommée parce que l'ouvrier n'y touche pas, et que son mouvement paraît pour ainsi dire continu. Le tisserand peut la faire passer soixante-quinze à quatre-vingts fois par minute à travers la chaîne, lorsque c'est quarante fois pour la navette qu'il lance à la main.

(2) Il y a près d'un siècle et demi que Ramazzini a émis cette opinion, et depuis d'autres médecins ont prétendu en avoir confirmé la justesse.

en calicots de l'Alsace et de la ville de Lille ; d'une part, et, d'autre part, les tisserands en soieries de Lyon, de Saint-Étienne et des bords du lac de Zürich.

On doit au métier à la Jacquart un heureux change-ment dans la constitution et la santé des ouvriers qui fa-briquent les étoffes brochées ou façonnées. Ces tisserands fatiguent moins aujourd'hui qu'autrefois. Non-seulement ils fatiguent moins, mais encore la hauteur des métiers dont ils font usage, exige des ateliers mieux aérés, mieux éclairés. Ce n'est pas tout. Avant l'invention de Jacquart le tisserand des étoffes façonnées se faisait aider par des enfans dont le travail consistait à se tenir debout à côté du métier, à élever les bras fort haut pour saisir des cor-dons et à les tirer en bas (1). Ces enfans, appelés *tireurs*, avaient l'habitude, dans cette opération, d'écarter les pieds et de rapprocher les genoux ; il en résultait à la longue une inflexion désagréable des membres inférieurs et une démarche particulière, qui faisaient reconnaître dans la rue, assure-t-on, le *canut* de Lyon et le *taffetassier* de Nîmes, comme on reconnaît partout un cordonnier, et, à Lille, les anciens tourneurs de la meule des moulins à tordre le fil. Mais la mécanique de Jacquart a sup-primé les *tireurs*, et ce qu'on dit de leurs genoux cagneux et de leur allure irrégulière n'a plus lieu. Au reste, en observant à Nîmes et à Lyon beaucoup d'ouvriers déjà avancés en âge et qui, dans leur jeunesse, avaient été pen-

(1) Les cordons dont il s'agit étaient attachés à l'extrémité de leviers, auxquels, à l'autre extrémité, aboutissaient les *lisses*, c'est-à-dire les dif-férens faisceaux de fils verticaux et à mailles, dans chacun desquels on avait passé les fils de la chaîne qui devaient être levés ensemble. Au moyen de ces cordons, les enfans levaient successivement toutes les *lisses* dans l'ordre où il le fallait.

dant long-temps employés à *la tire,* j'ai pensé que l'on a beaucoup trop généralisé la conformation vicieuse dont il s'agit, et le caractère particulier qu'elle donne à la démarche.

———

CHAPITRE V.

CONSIDÉRATIONS GÉNÉRALES.

Toutes les fois, a-t-on dit, que des hommes sont rassemblés en grand nombre dans un lieu clos, leur santé s'altère. Si l'on voulait étendre cette assertion aux manufactures, les faits qui viennent d'être exposés seraient loin de la confirmer toujours. Aucune maladie n'appartient exclusivement à certains ateliers des manufactures, mais il y en a qui y sont plus fréquentes, selon les conditions dans lesquelles vivent ou travaillent les ouvriers, et qui en favorisent le développemment.

C'est ainsi que dans les filatures de coton nous avons vu la toux, les inflammations pulmonaires, et la terrible phthisie, attaquer, emporter une grande quantité d'ouvriers employés au battage ou aux premières opérations du cardage, et que, d'après mes renseignemens, ces mêmes maladies exerceraient encore beaucoup de ravages parmi les rattacheurs, les balayeurs, les débourreurs, qui respirent des poussières ou des duvets de coton, et parmi les tisserands à la main.

Mais si nombreuses que soient les victimes des inflammations et de la phthisie pulmonaire, leur mort prématurée ne me semble pas plus déplorable que le développement des scrofules ou écrouelles dans la masse des travailleurs de nos manufactures. On sait combien ce fléau, qui marque les enfans et les jeunes gens de ses gonflemens, de ses cicatrices, de ses infirmités, de ses déformations hideuses, est commun, surtout dans certains endroits, au sein des grandes villes, parmi les pauvres entassés dans des rues étroites, où ne pénètrent pas les rayons du soleil, dans des logemens sales, obscurs, mal aérés, et qu'il attaque plus particulièrement encore les pauvres tisserands avec leurs familles. A ces tristes effets, il faut ajouter la stature petite et grêle, la faiblesse, la débilité chétive des populations ravagées par les scrofules. Comparez ces populations, courbées chaque jour sur leurs métiers, s'élevant à l'ombre, s'étiolant, car on peut le dire d'elles comme des plantes, comparez-les avec les autres habitans des mêmes lieux, ou avec les agriculteurs qui vivent et travaillent au plein air, au soleil ardent, et vous serez étonné de la différence.

Cette différence est énorme; elle est bien connue des officiers militaires chargés du recrutement de l'armée; personne malheureusement n'a encore recueilli et rédigé les observations qui pourraient la mettre hors de doute. C'est ce qui m'a déterminé à faire des recherches à cet égard; mais le temps dont je pouvais disposer ne m'a permis ce travail que pour la seule ville d'Amiens. Il en résulte que les hommes âgés de vingt à vingt-et-un ans ont été trouvés d'autant plus souvent impropres au métier des armes par leur taille, leur constitution et leur santé, qu'ils appartenaient à la classe pauvre, et l'on pourrait dire à la *classe ouvrière de la fabrique*. Contre 100 hommes que nous supposons aptes au service militaire, 93 ne l'étaient pas dans les classes aisées, et jusqu'à 243 dans les classes pauvres. (1)

_____

(1) A l'appui de ce que je viens de dire sur la proportion des jeunes hommes exemptés du service militaire, comme hors d'état d'en supporter

Des faits analogues pourraient s'observer dans la plupart des grandes villes manufacturières. Tels sont ceux encore mal appréciés et trop peu nombreux que l'on possède sur la durée moyenne des maladies dans différentes sociétés de secours mutuels (1), et les résultats épouvan-

---

les fatigues, je puis donner le petit tableau suivant de la taille moyenne des conscrits dans le Haut-Rhin et les départemens limitrophes.

	Pour les hommes de toute la classe de 1810, levée de 18 à 19 ans.	Pour les hommes du contingent de la classe de 1823, âgés de 19 ans 1/2 à 20 ans 1/2.
Haut-Rhin.....	1650 millimètres.	1655 millimètres.
Bas-Rhin.....	1668 —	1676 —
Meurthe.....	1624 —	1673 —
Vosges.....	1613 —	1681 —
Haute-Saône..	1620 —	1678 —
Doubs......	1667 —	1685 —

Ainsi, dans le Haut-Rhin en 1810, alors qu'il y avait bien moins de manufactures que treize ans plus tard, les jeunes gens d'un âge donné n'étaient pas plus petits que dans les départemens voisins; mais en 1823, alors que la population manufacturière s'y était considérablement accrue, nous trouvons que la taille moyenne est plus petite que dans les cinq autres départemens (Voir *Annales d'hygiène publique et de médecine légale*, tome 1er, pages 395 et 396). Cependant il nous faudrait, pour bien résoudre cette question, les résultats de plus de deux années.

D'un autre côté, je tiens de M. Millot, ancien élève de l'École polytechnique, qui a fait, dans les bureaux de la guerre, des recherches sur les réformes prononcées pour défaut de taille parmi les contingens des cinq classes de 1824 à 1828, que pendant cette période quinquennale il y en a eu, sur 100 hommes,

12.70 dans le Haut-Rhin.
7.80 — Bas-Rhin.
8.79 — Meurthe.
12.21 — Vosges.
4.07 — Doubs.

La Haute-Saône manque.

(1) Voir, dans ces *Annales d'hygiène publique et de médecine légale*, tome second, un travail intitulé : *Sur la durée moyenne des maladies aux différens âges, et sur l'application de la loi de cette durée, de la loi de la mortalité à l'organisation des sociétés de secours mutuels.*

tables de la mortalité étudiée par professions, à Mulhouse.

J'aime à croire qu'on ne trouverait pas de résultats pareils dans aucune autre ville. Citons-les cependant pour montrer combien peut être nuisible, non le travail de certaines professions, mais la profonde misère des plus pauvres ouvriers. Disons auparavant comment je les ai obtenus.

La feuille des affiches de Mulhouse contient un extrait *exact et complet* des registres de l'état civil, qui mentionne les nom et prénoms, le sexe, l'âge et la profession qu'avait chaque décédé, ainsi que la profession des maris pour les femmes, et celles des parens pour les enfans et les personnes qui meurent avant d'avoir été mariées (1). De ces documens on peut déduire, non-seulement les conditions du travail habituel, mais encore celles d'aisance et de pauvreté dans lesquelles vivaient les décédés.

La collection des feuilles dont il s'agit, m'a permis de dresser, pour les douze années de 1823 à 1834 inclusivement, et pour un certain nombre de professions, des tables de mortalité par sexe et par âge. Ces tables ne comprennent que 5419 décès au lieu de 6085 qui ont été enregistrés à la mairie de Mulhouse depuis le 1er janvier 1823 jusqu'au 1er janvier 1835. Mais j'ai dû écarter tous ceux dont l'acte ou son extrait ne contenait pas assez de détails, ou avait seulement été copié sur les registres, en vertu de l'article du code civil qui enjoint, pour tout décès qui a lieu dans les hôpitaux ou autres maisons publiques, d'en transcrire l'acte sur les registres de la commune du décédé.

---

(1) L'extrait dont il s'agit est fourni par l'employé en chef du bureau de l'état civil, et imprimé sous sa surveillance. On jugera du degré d'exactitude qu'il doit avoir, quand on saura que cinq ou six omissions faites, il y a un certain nombre d'années, et à dessein on présume, ont suffi pour faire révoquer cet employé.

Si d'abord nous réunissons toutes nos tables de mortalité par professions, pour en construire une table générale,
nous trouvons qu'à tous les âges de la vie, la mortalité est
beaucoup plus forte, beaucoup plus rapide à Mulhouse,
qu'elle ne l'est dans l'ensemble de la France, de la Belgique, de la Suède, du Danemark, de l'Allemagne, [de la
Suisse ou de l'Angleterre. C'est au point qu'à Mulhouse,
d'après la manière d'évaluer la vie probable, la moitié
des enfans n'accomplirait pas l'âge de huit ans (1), tandis

_____

(1) M. Achille Penot, professeur de chimie à Mulhouse, a fait des
recherches et des calculs sur la durée probable et sur la durée moyenne
de la vie dans cette ville, pour les seize années consécutives de 1812 à
1827 inclusivement. Les résultats de ce travail sont les suivans :

1° A Mulhouse, *la moitié des enfans n'atteint pas la dixième année.*
(Voir *Discours sur quelques recherches de statistique comparée, faites
sur la ville de Mulhouse, lu à la Société industrielle, dans sa séance du
26 septembre 1828*, pages 33 et 34.)

2° *La durée de la vie moyenne a beaucoup diminué à Mulhouse, pendant la période des observations.* Ainsi, elle a été trouvée pour les
deux sexes réunis; savoir :

En 1812 de 25 ans 9 mois 12 jours.
1813 — 25 — 11 — 4 —
1814 — 30 — 10 — 29 —
1815 — 25 — 6 — 12 —
1816 — 22 — 4 — 6 —
1817 — 30 — 6 — 29 —
1818 — 25 — 11 — 20 —
1819 — 28 — 7 — 3 —
1820 — 27 — 6 — 14 —
1821 — 24 — 10 — 18 —
1822 — 22 — 9 — 27 —
1823 — 23 — 7 — 3 —
1824 — 23 — 10 — 20 —
1825 — 21 — 9 — 6 —
1826 — 18 — 11 — 3 —
1827 — 21 — 9 — 7 —

que dans chacun des pays que je viens de nommer, pris
en masse, ils parviennent à l'âge de vingt ou de vingt-
cinq ans. Le terme moyen est environ treize ans et demi
dans le département entier du Haut-Rhin, pour la période
de 1814 à 1833 inclusivement, d'après la table encore
manuscrite de M. Demonferrand. (1)

Si maintenant, par la seule méthode mise en usage
jusqu'ici, de rapporter les décès d'un âge quelconque aux
décès totaux, nous examinons séparément la mortalité
dans les diverses professions ou conditions sociales, le
calcul donne pour *vie probable approximative*, dans celles
de ces conditions ou professions qui ont fourni plus de
cent décès des deux sexes, savoir :

Et si nous prenons les moyennes de ces seize années :

Pour les hommes. . . . 22 ans 11 mois 4 jours
Pour les femmes. . . . 27 — 1 — 2 —
Pour les deux sexes réunis. 25 — 0 — 13 —

(Voir *Discours, etc.*, pages 30 et 31.)

Nous voyons ici la *vie moyenne* au-dessus de vingt-cinq ans avant
1821, et beaucoup au-dessous depuis lors, c'est-à-dire, depuis le grand
développement des manufactures de coton. Par conséquent, j'ai pu
trouver pour une époque encore plus récente, pendant laquelle les manufactures ont pris une nouvelle extension, la *vie probable* (ou l'âge
qui sépare les décédés en deux moitiés égales, une plus jeune et l'autre
plus âgée), de deux ans plus courte que M. Penot ne l'avait trouvée
pour les seize années entières que comprennent ses recherches.

(1) Qu'il a eu la complaisance de me communiquer.

	À la Naissance.	A 1 an.	A 4 ans.	A 10 ans	A 20 ans	A 30 ans
	Ans	Ans.	Ans.	Ans.	Ans.	Ans.
Dans la classe des manufacturiers, fabricans, directeurs d'usine, négocians, drapiers, etc.	28	43	46	42	34	30
— boulangers et meuniers	12	39	43	40	34	26
— tailleurs d'habits.	12	36	39	40	32	28
— simples imprim. d'indienne.	10	40	42	45	38	31
— journaliers et manœu.	9	20	33	34	32	26
— maçons.	4	19	37	35	29	22
— charpentiers	4	28	24	39	24	25
— cordonniers	3	31	40	38	31	24
— graveurs	3	28	39	35	27	21
— menuisiers	3	20	39	38	29	25
— contre-maîtres de manuf. (80 obs. seulem.)	2 1|2	27	35	36	28	23
— serruriers	1 3|4	14	23	22	17	13
— simples tisserands.	1 1|2	19	28	26	20	17
— simples ouvr. des filat.	1 1|4	11	18	17	15	13

Lorsque c'est pour :

la population générale de la ville	7 1|2	30	40	38	32	26 1|2
et le département entier (1814-1833)	13 1|2	39	46 1|2	45 1|2	38	31

D'où il suit qu'à Mulhouse, pendant les années 1823 à 1834 inclusivement, et à tous les âges, la vie était bien mieux assurée dans certaines classes d'habitans que dans certaines autres. En d'autres termes, nous voyons ici la plupart des enfans atteindre l'âge adulte, ou bien, au contraire, mourir en très bas âge, suivant la condition ou profession à laquelle ils appartiennent, et à toutes les époques de la vie les premiers conserver l'avantage sur les seconds.

Ce sont toujours, en effet, les manufacturiers, les fabricans, les négocians, dont aucun des commis n'est compris dans la table de mortalité, qui, avec les boulangers, les meuniers et les imprimeurs d'indiennes, offrent à tous les âges la plus faible mortalité. Ce sont les simples tisserands, et surtout les simples ouvriers des filatures qui offrent la plus forte. Et cependant les nombres d'observations sur lesquels cet ordre est fondé, sont si petits qu'on devrait s'attendre à le voir irrégulièrement varier, tantôt dans un sens, tantôt dans un autre : la profession qui a fourni le plus de décès en a 535, et plusieurs n'en comptent pas 150.

Les logemens, les vêtemens, la nourriture des négocians et manufacturiers, les soins qu'ils reçoivent, dans toutes les circonstances, la sollicitude avec laquelle on élève leurs enfans, l'aisance, la fortune dont ils jouissent, tous les avantages qui en résultent pour eux et les personnes de leurs familles, expliquent très bien la faible mortalité de cette classe d'habitans comparée aux autres. Mais les simples imprimeurs d'indiennes sont loin d'être dans des conditions aussi heureuses, quoiqu'ils gagnent souvent de très bons salaires, et soient, de tous les ouvriers des manufactures de coton, ceux dont la journée de travail est la plus courte, la moins fatigante, ceux qui peuvent le mieux s'occuper de leur ménage, de leurs enfans et d'eux-mêmes. Il est vrai que parmi eux les hommes n'ont pas les habitudes déplorables de débauche des ouvriers qui construisent les machines ou métiers, et que les enfans qui les aident, tous ordinairement pris dans leurs propres familles, ont un travail bien plus doux que celui des enfans employés dans les filatures, et nuisible en rien d'ailleurs à la santé. Cependant il faut en convenir, la position avantageuse des imprimeurs d'indiennes ne donnerait pas suffisamment la raison de leur faible mortalité, surtout relativement à d'autres classes d'ouvriers, si, pour plusieurs de ces classes, les quantités de décès observées n'étaient pas aussi petites.

Quant aux ouvriers des filatures et des tissages, qui

26.

nous offrent à toutes les époques de la vie la plus forte
mortalité (elle serait, suivant les âges, du tiers, du double, et même plusieurs fois plus forte que celle de la classe
des imprimeurs d'indiennes, des meuniers, des fabricans),
on n'a pas oublié sans doute combien ils sont misérables,
pâles, maigres, exténués de disette et de fatigues. Je dis
de disette, car nous avons vu qu'ils sont loin d'obtenir, en
échange de leur travail, une nourriture bonne et suffisamment abondante. Il n'est donc pas étonnant qu'ils succom-
bent, à tous les âges, en plus forte proportion que tous les
autres. Parmi eux se trouvent d'ailleurs beaucoup de familles, naguères agricoles, qui préfèrent un labeur ingrat
à la honte de mendier leur pain. Ce passage si brusque,
si complet de la vie des champs à la vie des villes, des occupations en plein air aux occupations dans des ateliers fermés, produit très souvent les effets les plus fâcheux sur
leur constitution, abstraction faite même des chagrins qui
l'ont précédé et qui le suivent.

L'excessive mortalité qui moissonne les familles d'ouvriers
employés dans les tissages et les filatures de coton de Mulhouse porte plus particulièrement sur les premiers temps
de la vie. En effet, tandis que la moitié des enfans nés
dans la classe des fabricans, négocians et directeurs d'usines, atteindrait sa vingt-neuvième année, la moitié des
enfans de tisserands et de simples travailleurs des filatures aurait cessé d'exister, on ose à peine le croire, avant
l'âge de deux ans accomplis.

Il faut attribuer une aussi épouvantable destruction à
la misère des parens, surtout des mères qui ne peuvent
donner chaque jour le sein à leurs nourrissons, que pendant le trop petit nombre d'heures qu'elles passent chez
elles. Le reste du temps, ces nourrissons manquent de tous
les soins, de toutes les choses qui leur seraient nécessaires
pour vivre.

Mais comment admettre que notre état de société offre réellement des conditions dans lesquelles la mort dévore la moitié des enfans avant leur deuxième année accomplie? Quelles privations, quelles souffrances cela ne fait-il pas supposer !

Je ne dirai rien des familles de graveurs, de contremaîtres, de journaliers, de maçons, etc. Sous le rapport de la mortalité, elles se placent entre les extrêmes que nous avons constatés. On s'étonnera peut-être de voir les tailleurs d'habits, ordinairement si pauvres, figurer parmi les professions en quelque sorte épargnées, et les ouvriers des ateliers de construction, les menuisiers, les charpentiers, les serruriers, parmi les plus frappées (1). Mais tous mes renseignemens recueillis à Mulhouse, présentent ceux-là comme assez rangés, assez économes, comme gagnant depuis long-temps d'assez bons salaires, et ceux-ci comme les plus ivrognes et les plus débauchés de tous.

J'ajoute qu'il y a des professions ou conditions sociales pour lesquelles je n'ai pas cru devoir examiner ici la mortalité, à cause du nombre beaucoup trop petit des observations. (2)

---

(1) On trouvera à-la-fin du Rapport d'où j'ai extrait ce Mémoire, tous les tableaux qui les concernent. Voir le tome second des *Mémoires de l'Académie des sciences morales*.

(2) On trouvera aussi à la fin du Rapport, d'où j'ai extrait ce Mémoire, un tableau qui fait connaître, pour celles de ces professions qui ont compté vingt observations au moins, les nombres des décédés et les âges auxquels la moitié de ces décédés a cessé de vivre. On y verra que l'âge qui les sépare en deux moitiés égales, une plus jeune et l'autre plus âgée, a été, par exemple, au lieu de deux ans, de quarante-cinq ans pour vingt-deux professeurs, instituteurs ou personnes de leurs familles, et même de soixante-sept ans et demi pour quarante-sept propriétaires et rentiers, ou personnes de leurs familles. Il est très rare, d'ailleurs, que ces derniers titres se transmettent héréditai-

D'un autre côté, il ne faut pas accorder à nos évaluations de la vie probable une exactitude qu'elles n'ont point. Fondées sur les seuls décès, elles exagèrent la mortalité réelle ou bien l'atténuent, suivant que le nombre des naissances augmente ou diminue, que des étrangers viennent se fixer dans le pays, ou que des habitans du pays le quittent. Pour éviter l'erreur que je signale, il faudrait opérer sur une population stationnaire, ou bien, au lieu de rapporter comme je l'ai fait, les décès de chaque âge aux décès totaux, seule méthode qui, à bien dire, ait été mise en usage jusqu'ici, il faudrait les rapporter à leurs populations correspondantes. Or, Mulhouse est une ville dont le chiffre des habitans s'accroît ou décroît continuellement; et, d'une autre part, si mes renseignemens sont exacts (ils m'ont été donnés à la municipalité), loin que la distribution de sa population entre les différens âges y soit bien connue, on a été quarante années, jusqu'au mois de juin 1835, sans en faire le dénombrement, quoique le bulletin des lois en contienne le chiffre tous les cinq ans dans les tableaux officiels de la population du royaume.

La méthode que j'ai suivie pour dresser mes tables de mortalité, la seule qui m'était permise, entraîne donc des erreurs. Ces tables, exagèrent certainement la mortalité dans la période qu'elles embrassent, surtout pour l'enfance. Aussi, ma seule conclusion, c'est qu'à Mulhouse, plus qu'ailleurs, et à cause de circonstances particulières contre lesquelles l'humanité des maîtres reste impuissante, la mortalité est considérablement plus forte pour certai-

rement à Mulhouse. On ne les prend qu'après s'être retiré des affaires, et conséquemment pas avant un certain âge. Voilà comment l'époque de la vie qui, dans cette catégorie d'habitans, sépare tous les décédés en deux moitiés égales, peut-être de soixante-sept ans et demi.

nes professions ou conditions sociales que pour certaines autres, principalement dans la première année de la vie. Quant à la différence, je ne la connais pas.

Et que l'on ne croie pas que les exemples affligeans qui viennent d'être rapportés soient offerts par les seuls ouvriers de fabrique. Non-seulement, nos tableaux de la mortalité dans la ville de Mulhouse, mais encore ceux des exemptions du service militaire dans celle d'Amiens, dont j'ai aussi parlé plus haut, seraient la preuve, au besoin, que les professions de maçons, cordonniers, tailleurs d'habits, ne sont pas plus salutaires que ne l'est le travail dans les manufactures de laine et de coton, de coton surtout.

Il ne faut donc pas imputer exclusivement à ces manufactures et à leur organisation actuelle des malheurs qui ne leur sont point particuliers, et qui, très sûrement, n'étaient pas moindres autrefois quand l'industrie procurait à bien moins de personnes, proportion gardée, les choses nécessaires qu'elle leur fournit maintenant.

On ne peut même nier qu'il n'y ait des métiers dont on ne saurait se passer, et qui sont tout aussi malsains que le battage du coton : tels sont ceux du tondeur de poils de peaux de lapin ou de lièvre, et du vidangeur, de l'égoutier, du préparateur de blanc de céruse et de certains réactifs chimiques, etc. Ces métiers, on en conviendra, ne sont pas toujours moins sales ni moins pénibles, et ne donnent pas toujours à ceux qui les exercent un spectacle plus gai, un horizon plus étendu, un espace plus grand, un air plus pur, ni de meilleurs salaires que beaucoup de travaux des manufactures.

C'est d'une manière indirecte, médiate, ou par les conditions de nourriture, de vêtement, de logement, de fatigue, de durée du travail, de mœurs, etc., dans lesquelles se trouvent les ouvriers, que les professions agissent le plus souvent en bien ou en mal sur leur santé ou celle de leurs familles. Cette règle, considérée comme générale, n'est pas détruite par les exceptions que nous avons reconnues pour les batteurs, les cardeurs, et les débourreurs dans les filatures de coton, où la constitution de ces ouvriers est détériorée et le principe de leur vie attaqué *directement* par les duvets et poussières qu'ils respirent. A ces exceptions, je dois ajouter les accidens qui arrivent parfois dans le travail. Ce sont ordinairement des blessures aux doigts et aux mains, saisis par des machines ou leurs engrenages. Quelquefois même, des malheureux ont ainsi des os brisés, des membres arrachés, ou bien encore ils sont tués sur le coup. Ces accidens résultent toujours de la faute, soit du fabricant, quand il n'a point fait isoler ou entourer d'un grillage, d'une enveloppe, les parties des machines qui exposent le plus à des dangers, soit des travailleurs eux-mêmes, surtout des enfans, quand ils négligent de prendre les précautions qui pourraient les en garantir. Je ne sais quelle est leur fréquence, mais je ne crois pas qu'on en ait à déplorer beaucoup de très graves, et ils résultent en général du manque d'attention de leurs victimes (1). On en préviendrait le plus grand nombre

---

(1) Les accidens dont il s'agit ne paraissent pas être plus rares en Angleterre qu'en France. Voici les deux assertions les plus opposées que j'aie trouvées à cet égard :

D'après un discours de M. Sadler, prononcé dans la chambre des communes de Londres, le 16 mars 1832, le Dr Winstanley, médecin de l'infirmerie de Manchester, a examiné, dans une école du dimanche, cent six enfans, dont quarante-sept avaient été blessés dans les filatures ! (Voir *Annales d'hygiène publique et de médecine légale*, tome XII, pages 286 et 217). D'un autre, M. Ure affirme, dans sa *Philosophie des manufactures*, que les accidens dont il s'agit sont très rares, et, pour le prouver, il rapporte que, sur onze cents personnes employées dans les

au moyen des grillages dont je viens de parler. Des fabricans n'ont pas craint d'en faire la dépense. Mais d'autres,
et ceux-ci sont en majorité, n'ont pas pris cette précau-
tion. Une mesure légale devrait la rendre obligatoire
pour tous.

Résumons. Parmi les causes d'insalubrité que j'ai con-
statées, nous n'en avons pas vu d'aussi actives dans l'industrie de la laine que dans celle du coton, et dans celle-
ci le battage est, à bien dire, *pour beaucoup d'ouvriers,*
la seule opération évidemment très malsaine. Quant aux
manufactures de soie, elles ne présenteraient rien que
d'insalubre, sans peut-être le cardage de la filoselle, mais
surtout le tirage de la soie des cocons.

Quelle que soit enfin l'occupation habituelle des ouvriers dans les industries dont je m'occupe, ils sont en
général dans les campagnes, non-seulement de meilleure
conduite que dans les villes, mais aussi, toutes choses
étant d'ailleurs semblables, mieux portans, surtout les
enfans. Si, pour un grand nombre d'entre eux, le travail
était moins long, mieux rétribué, et jamais accompagné
de poussières, il n'exercerait très vraisemblablement point
d'influence funeste sur leur santé.

Tels sont les résultats de mes recherches sur les causes d'insalubrité auxquelles se trouvent exposés les ouvriers des
trois industries du coton, de la soie et de la laine. Aux yeux
de certaines personnes, j'aurai méconnu, caché peut-être
à dessein, une grande partie du mal fait par les manufactures, et aux yeux de certaines autres, je l'aurai singulièrement exagéré, inventé même. Je crois que les détails
qui précèdent me défendent assez contre les premières.

_____

établissemens de M. Ashton, un seul a été funeste dans un espace de
quinze ans (Voir tome II, page 192 de la traduction française.)

Quant aux secondes, il me suffira de citer leurs propres assertions, que j'emprunte à leur plus chaud représentant, M. Ure. (1)

Suivant cet auteur et les médecins sur le témoignage desquels il s'appuie, les manufactures de coton, loin de favoriser le développement des scrofules, en sont au contraire le préservatif (2), même à Manchester, malgré le climat très froid et très humide de cette ville (3). Et si

---

(1) Je cite d'après la traduction française de sa *Philosophie de manufactures* (*The Philosophy of manufactures ; or an Exposition of the scientific, moral, and commercial economy of the factory system of Great-Britain. London,* 1835), cette traduction m'ayant paru très fidèle.

(2) Voir tome II, page 153.

(3) *Ibid.,* page 152 et 153.

Ces avantages, M. Ure, adoptant l'explication du Dr Edward Carbut, les attribue sans hésiter, « à la chaleur des ateliers, au peu d'efforts ou de fatigues que demande le travail, à la nourriture et aux vêtemens d'une qualité supérieure que les salaires des ouvriers leur permettent de se procurer (*Ibid.,* pages 153 et 154). »

Ce n'est pas tout : si nous en croyons M. Ure, les manufactures de coton préservent encore leurs travailleurs du choléra (*Ibid.,* page 155.)

Bien plus : les enfans qui commencent à travailler dans les manufactures dès l'âge de dix à douze ans, jouissent d'une meilleure santé et ont plus de force dans les jambes à vingt-cinq ans, que s'ils avaient commencé à treize ans, à seize au plus tard (*Ibid.,* p. 172). En général même, les femmes qui ont passé toute leur jeunesse dans ces établissemens, c'est-à-dire, depuis l'âge de dix ans, sont *faites à ravir* (*Ibid.,* page 174). Sir David Barry, sur la foi duquel M. Ure rapporte ces derniers faits, paraît avoir examiné avec soin cent onze fileuses pour s'assurer si, comme on l'avait avancé, la plante des pieds s'affaisse chez ces ouvrières par la station prolongée de chaque jour ; mais il a trouvé qu'aucune de ces femmes n'avait éprouvé le moindre dérangement dans la forme du pied (Voir page 175). J'ai voulu savoir aussi à quoi m'en tenir relativement à la même assertion, qui me paraissait fort peu croyable, et je dois déclarer que je n'ai pas vu autrement que M. Barry.

Je mentionnerai aussi, comme une pure déclamation, ce qu'on dit de l'expédient imaginé dans quelques manufactures de l'Angleterre,

les enfans employés par elles ne paraissent pas robustes
et n'ont pas le teint vermeil de ceux qui travaillent
au plein air, ils sont en général moins sujets aux maladies. (1)

Le même M. Ure est porté à croire, d'après une com-
paraison étendue des faits, que la population rurale de
l'Angleterre est moins saine que sa population manufacturière (2), et il est persuadé que la santé des fileurs de
Manchester serait meilleure que celles de toutes les autres
classes d'ouvriers du royaume, sans le grand abus qu'ils
font du lard rance, du tabac et du genièvre (3). Il admet
aussi, d'après un médecin de Leeds (4), que les *individus
natifs de cette ville et employés dans la draperie, sont plus
charnus, plus corpulens, d'une poitrine plus arrondie* que
les habitans des principales villes environnantes, et, *lorsqu'ils sont de mœurs régulières ou tempérés, qu'ils vivent*

pour s'opposer au sommeil des enfans et en tirer plus de travail, de les
placer jusqu'à la ceinture dans des espèces de boîtes où ils seraient
comme à cheval, les jambes pendantes et tirées vers le sol, au moyen
de bottes de fer-blanc, à la semelle desquelles est appendu un poids
plus ou moins lourd. Il faut n'avoir jamais vu de manufactures pour
croire à ce conte. Ajoutons, pour tranquilliser complètement ceux
dont l'humanité se révolte à l'idée d'une semblable torture, qu'un enfant dans sa boîte ne pourrait suivre les mouvemens de son métier, ni
par conséquent travailler.

Aux avantages inappréciables dont il vient d'être parlé, se joint, par
malheur, un inconvénient. Qui le croirait! l'affection dominante parmi
les fileurs les mieux payés de Manchester, est l'hypochondrie, *maladie,*
ajoute M. Ure, qui résulte des plaisirs charnels (Tome II, page 107).
Voici la phrase de l'original : *Hypochondriasis from indulging too
much the corrupt desires of the flesh and the spirit, is in fact the preva-
lent disease of the highest paid operatives* (page 386).

(1) Voir tome I", page 157.
(2) *Ibid.*, page 164.
(3) *Ibid.*, page 166.
(4) Le Dr Hunter.

aussi long-temps que qui que ce soit (1). Enfin, d'après des relevés statistiques(2), depuis 1801, époque à laquelle il n'y avait presque pas encore de manufactures à Leeds, la mortalité y a diminué dans le rapport annuel de un habitant sur 32 à 1 sur 41 1/2. (3)

Ces assertions de l'auteur ont toutes été émises par lui, on dirait dans l'unique but de prouver l'aisance et la bonne santé des ouvriers des manufactures, comme toutes les assertions de M. Sadler étaient destinées à prouver leur détresse et leurs souffrances. N'ayant jamais été en Angleterre, je n'ai point vu les faits du débat qui s'agite entre ces messieurs et les personnes qui adoptent leurs opinions ; débat dans lequel on s'accuse mutuellement de fausseté. Selon les uns, les propriétaires des manufactures sont des monstres ; ils spéculent sur les sueurs et la vie de leurs ouvriers, ils les soumettent au plus révoltant esclavage. Selon d'autres, les ouvriers des manufactures sont au contraire très heureux ; ils ont presque toujours en partage l'aisance avec une bonne santé et une longue vie. Il y a certainement là des deux côtés, au moins de la prévention. Aussi, dans cet état des choses, j'aime mieux chercher la vérité à une autre source. Cette source sera le dernier ouvrage officiel sur la population de la Grande-Bretagne, formant trois volumes in-fol., imprimés par ordre de la Chambre des communes en 1833, et dont les chiffres, beaucoup plus authentiques et conséquemment plus vraisemblables que les assertions de qui que ce soit, ont d'autant plus de valeur ici qu'ils n'ont pas été recueillis pour la question qui nous occupe. (4)

_____

(1) Voir tome II, page 179.
(2) Ceux de M. Thorpe.
(3) Voir tome II, pages 181 et 182.
(4) Cet ouvrage est intitulé : ABSTRACTS OF THE ANSWERS AND RE-

Or, si l'on divise tous les comtés ou districts de l'Angleterre en trois classes, suivant qu'ils sont plus particulièrement agricoles, à-la-fois agricoles et manufacturiers, ou plus particulièrement manufacturiers, et si, à l'aide de l'ouvrage dont il s'agit, on examine ensuite la mortalité dans chacun d'eux, on arrive à des résultats qui ne sont rien moins que favorables aux manufactures. Ainsi, il en ressort qu'en Angleterre, dans l'état actuel des choses, c'est dans les districts où l'industrie des tissus a pris une immense extension, surtout dans les villes qui lui servent de grands centres, que la mort exerce les plus grands ravages, que les générations s'éteignent et se remplacent le plus vite; tandis que, d'une autre part et comme par contre-épreuve, c'est dans les districts agricoles, où il y a très peu de manufactures, que la vie est la plus longue.

Des tables de mortalité dressées séparément pour chacun des quarante-trois comtés ou districts entiers et pour les douze principales villes, en fournissent la démonstration. Ces tables, qui comprennent tous les décès inscrits sur les registres pendant dix-huit années consécutives, de 1813 à 1830 inclusivement, m'ont permis de rédiger le tableau suivant, dans lequel les comtés ou districts et les douze principales villes sont rangés dans l'ordre de l'accroissement de la mortalité, en supposant toujours, pour rendre les données parfaitement comparables, 10,000 décès totaux, et en déterminant, d'après ce module, la quotité de ceux qui ont eu lieu au-dessous de dix ans et de quarante ans accomplis.

TURNS *made pursuant to an* ACT *passed in the eleventh year of reign of his majesty king George* IV, *intituled :* An ACT *for taking an account of the population of* GREAT-BRITAIN, *and of the increase or diminution thereof.* MDCCCXXXI.

SUR 10,000 DÉCÈS, il y en a eu au-dessous de		DANS LES COMTÉS ET DISTRICTS DE
10 ans accomplis.	40 ans accomplis.	
2801	4826	Hereford.
2947	5044	North Riding of York.
3124	5193	Westmoreland.
3140	5210	Wilts.
3184	5031	Rutland.
3194	5229	Dorset.
3306	5462	Suffolk.
3309	5441	Northumberland.
3316	5496	Salop.
3339	5386	Monmouth. (1)
3346	5426	Berks.
3392	5313	Cornwall.
3426	5521	Northampton.
3451	5548	Buckingham.
3459	5782	Bedford.
3473	5606	Gloucester.
3506	5529	Oxford.
3507	5673	Southampton.
3538	5551	Sommerset.
3558	5879	Sussex.
3591	5901	Derby.
3593	5796	Essex.
3641	5475	Devon.
3647	5693	Hertford.
3684	5644	Cumberland.
3728	5782	Durham.
3743	5796	Huntington.
3869	5892	Leicester.
3882	5775	Norfolk.
3885	5880	Lincoln.
3890	6181	Kent.
3938	6021	Worcester.
3958	5945	York, city and ainsty.
3959	5962	East Riding of York.
4074	6016	Middlesex. (2)
4083	6355	Chester.
4187	6079	Surrey. (3)
4225	6269	Cambridge. (4)

(1) Le Monmouthshire est l'un des comtés ou districts les plus manufacturiers de l'Angleterre. Il offre ici une faible mortalité; mais le consciencieux rédacteur de l'ouvrage officiel sur la population de l'Angleterre, M. Rickman, ne croit point à l'exactitude des résultats qu'il a recueillis pour ce comté.

(2) Londres, ou la métropole, fait partie de ce comté.

(3) Même observation pour le comté de Middlesex.

(4) Une grande partie du Cambridgeshire est marécageuse et malsaine, surtout l'île d'Ely.

SUR 10,000 DÉCÈS, il y en a eu au-dessous de		DANS LES COMTÉS ET DISTRICTS DE
10 ans accomplis.	40 ans accomplis.	
4261	6284	Warwick.
4314	6333	Nottingham.
4360	6489	Stafford.
4381	6459	West Riding of York.
4852	6963	Lancaster.
		VILLES PRINCIPALES.
3659	5883	Newcastle upon Tyne.
3799	6030	Bristol.
4204	6111	La métropole.
4407	6564	Portsmouth.
4445	6341	Kingston upon Hull.
4563	6049	Norwich.
4849	6771	Plymouth.
4887	6892	Birmingham.
5168	7087	Liverpool.
5280	7093	Nottingham.
5305	7225	Leeds.
Le tabla de mortalité manque pour		Manchester.

Que croire des assertions de M. Ure, lorqu'on a sous
les yeux ce tableau, dont tous les chiffres ont été pris
dans l'ouvrage officiel sur la population de l'Angleterre,
quand on sait qu'il commence par les comtés agricoles et
se termine par les comtés manufacturiers? Si, comme le
soutient l'auteur, la population rurale est moins saine
que la population manufacturière, comment se fait-il que
dans celle-ci on vive en général moins long-temps que
dans celle-là? La durée de la vie n'est cependant nulle
part en raison inverse de la santé. Ajoutons que, dans les
deux districts que la notoriété désigne, de l'autre côté de
la Manche, comme les plus agricoles de toute l'Angleterre,
Hereford et North Riding of York, la mort marche plus
lentement que dans tous les autres, et surtout que dans les
deux districts reconnus unanimement comme les plus
manufacturiers, West Riding of York et Lancaster. Sur
un même nombre de naissances, elle fait trente victimes
avant l'âge de dix ans, cinquante avant celui de quarante
ans, dans les deux premiers districts; tandis que dans les

deux derniers c'est de quarante-quatre à quarante-huit et de soixante-quatre à soixante-neuf.

Je ferai observer, d'après M. Rickman, relativement à la différence qui existe entre les deux districts d'York, Nord et Ouest, voisins l'un de l'autre, que tout y est cependant semblable, climat, nourriture, vêtement, manière de se loger , etc., moins toutefois une chose : dans l'un il y a une grande quantité de manufactures, dans l'autre il n'y en a point.

Ce n'est pas tout. On nous vante la bonne constitution des habitans de Leeds, on assure qu'ils vivent aussi long-temps que qui que ce soit, et que leur mortalité a diminué depuis que cette ville est devenue si manufacturière ; mais, nonobstant ces assertions, on y meurt plus vite qu'ailleurs ; à l'exception peut-être de Manchester, dont la table de mortalité n'a pas été dressée.

Et ce n'est pas seulement pour la masse de la population, sans distintion d'âges, qu'il y a tant de décès dans les districts principalement manufacturiers, et si peu dans ceux qui sont les plus agricoles : toutes les catégories d'âge en lesquelles on a divisé les tables de mortalité dans l'ouvrage officiel où je prends mes argumens, offrent le même fait. On voit, d'après ces tables, que sur cent individus de chaque catégorie, il en est mort, pendant les dix-huit années consécutives de 1813 à 1830 inclusivement, savoir :

AGES.	Dans l'ensemble de l'Angleterre.	Dans le Lancaster.	Dans le West-Riding of York.	Dans le Hereford.	Dans le North-Riding of York.	Dans la ville de Leeds.
Au-dessous de 5 ans.	34.8	44	39	24	25	49
De 5 à 9 ans.	6.5	8	7	5	5	8
10 14	4.3	6	5	4	4	6
15 19	5.8	8	7	5	6	8
20 29	14.2	17	15	12	13	17
3o 39	14.3	18	15	11	11	18
40 49	16.4	21	16	12	12	21
50 59	20.8	25	21	16	15	28
60 69	34.3	38	36	29	27	42
70 79	59.3	63	61	53	52	66
80 89	87.5	88	88	85	84	89
90 99	95.5	94	97	93	95	94

Je trouve enfin, à l'aide de l'ouvrage officiel qui m'a fourni tous ces chiffres, et à l'aide d'autres publications qui permettent de classer entre eux les divers comtés de l'Angleterre d'après la prédominance des industries manufacturière et agricole (1), que sur dix mille décès totaux il y en a eu, pendant les dix-huit mêmes années, savoir :

De la naissance à 10 ans :

3505 dans l'ensemble des districts agricoles (2);

(1) Voir l'ouvrage que M. J. Marshal a intitulé : *Mortality of metropolis, a statistical view of the number, etc.* (Londres, 1832), et celui de M. Pablo Febrer : *On taxations, revenue, expenditure, power, statistics, and debt of the whole British empire*, etc. (Londres, 1833).

(2) Ce sont les suivans :

Rutland — York, North-Riding — Hereford — Wilts — Westmoreland — Berks — Northampton — Buckingham — Dorset — Oxford — Suffolk — Huntingdon — Northumberland — Norfolk — Devon — Essex — Bedford — Lincoln — et Cambridge.

3828 dans l'ensemble des districts en partie agricoles
et en partie manufacturiers (1);

4355 dans l'ensemble des districts les plus manufacturiers. (2)

Et de 10 ans à 40 ans :

2038 dans les premiers districts;

2048 dans les seconds;

2104 dans les troisièmes.

De telle sorte que sur dix mille enfans qui naissent, il
en parviendrait à l'âge de quarante ans, si les renseignemens sont exacts :

4457 dans les districts agricoles;

---

(1) Southampton — Cumberland — Hertford — Derby — Sommerset
— Leicester — York, East-Riding, and city — Kent — Gloucester —
Cornwall — Middlesex — Sussex — et Surrey.

(2) Salop — Worcester — Durham — Nottingham — Warwick —
Stafford — York, West-Riding — Chester — Lancaster — et Mon-
mouth.

Voir, pour cette classification, la page 36 de l'ouvrage précité, de
M. J. Marshall, et les pages 334 et 335 de l'ouvrage également précité
de M. Febrer.

Dans un ouvrage publié en 1833, et intitulé : *On the corn laws. An
inquiry into the expediency of the existing restrictions on the importa-
tions of foreign corn*, etc., M. John Barton désigne comme comtés
agricoles, ceux de Bedford, Berks, Buks, Cambridge, Essex, *Hertford*,
Huntingdon, Norfolk, Suffolk et *Sussex*; et comme comtés manufacturiers, ceux de Chester, Lancaster, *Leicester*, Nottingham, Stafford,
Warwick et le district ouest de l'Yorkshire. Si l'on excepte les trois
dont les noms sont soulignés, c'est exactement la même classification,
et remarquons que ces trois se trouvent rangés, par MM. Febrer et
Marshall, dans la classe des comtés en partie agricoles et en partie manufacturiers. Enfin, M. John Barton n'a prétendu désigner qu'un certain nombre de districts agricoles et manufacturiers.

4124 dans les districts en partie agricoles et en partie manufacturiers; et seulement

3541 dans les districts manufacturiers.

C'est, je crois, assez de faits pour montrer que les assertions de M. Ure n'ont aucun fondement; car on ne suppose pas que cet auteur puisse mieux connaître la santé et la mortalité des populations de l'Angleterre que le gouvernement anglais lui-même. Je lui ferai cependant deux concessions : la première, que les listes des décès de la Grande-Bretagne ne sont pas complètes; et la seconde, que les petits enfans âgés de moins de cinq ans, qui meurent en si grande proportion dans les districts manufacturiers et la ville de Leeds (1), ne travaillant pas encore dans les fabriques, ne peuvent en recevoir d'influence. Mais peu importe, pour la question, qu'ils meurent, comme on le lit dans la préface de l'Enquête sur la population britannique, par l'entassement des familles dans des habitations trop étroites, au voisinage immédiat des manufactures, par une autre circonstance, ou bien par une influence directe des manufactures, si cette circonstance, si l'encombrement des habitations sont amenés par les fabriques ou par les conditions dans lesquelles vivent les ouvriers. N'est-il pas vrai qu'être tué par une pierre qu'un boulet de canon frappe et lance dans l'air, ou bien par le boulet lui-même, c'est également mourir

_____

(1) Je pourrais ajouter les villes de Nottingham, Birmingham, Norwich, etc., qui sont aussi de grands centres manufacturiers et perdent très sensiblement plus d'enfans en très bas âge, proportion gardée, que les comtés dont elles font partie. En voici la preuve pour les enfans de o d'âge à cinq ans:

	Décès.		Décès.
Comté de Nottingham,	39 pour 100.	Ville de Nottingham,	48 pour 100.
— Warwick,	38 —	— Birmingham,	44 —
— Norfolk,	35 —	— Norwich,	42 —

27.

d'un coup de canon? Cette réflexion m'est suggérée surtout par le soin qu'a pris M. Ure de reconnaître l'extrême
misère et le mauvais état de santé des tisserands à la main,
mais de les présenter comme des ouvriers étrangers aux
manufactures, tout comme s'ils ne tissaient point pour
elles, et si elles ne les avaient pas multipliés.

NOTA. *Voyez dans le cahier de juillet 1837 de ces Annales
(tome XVIII, pages 164-177), un article intitulé : SUR LA
DURÉE TROP LONGUE DU TRAVAIL DES ENFANS DANS BEAUCOUP
DE MANUFACTURES.*

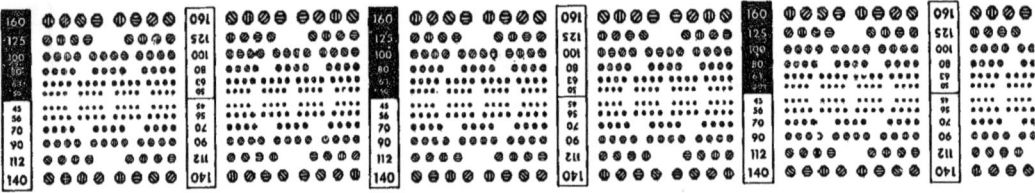

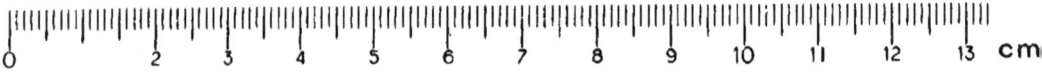

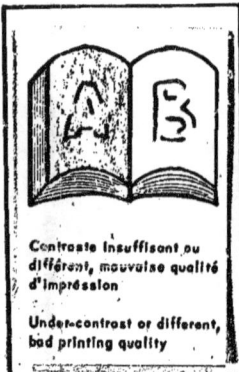

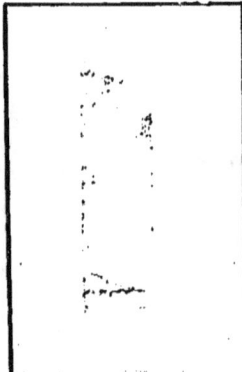

www.ingramcontent.com/pod-product-compliance
Lightning Source LLC
Chambersburg PA
CBHW050628210326
41521CB00008B/1421